SHESHANG
QINGCAOYAO
YINGYONG

蛇伤

青草药应用

三明市卫生健康委员会
三明市中西医结合医院 ◎ 编
尤 溪 县 中 医 医 院
泰 宁 县 中 医 院

U0214761

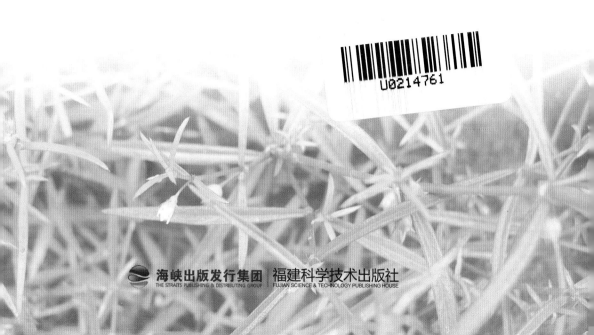

海峡出版发行集团
THE STRAITS PUBLISHING & DISTRIBUTING GROUP
福建科学技术出版社
FUJIAN SCIENCE & TECHNOLOGY PUBLISHING HOUSE

图书在版编目（CIP）数据

蛇伤青草药应用 / 三明市卫生健康委员会
等编. —福州：福建科学技术出版社，2022.10
ISBN 978-7-5335-6828-3

Ⅰ. ①蛇… Ⅱ. ①三… Ⅲ. ①蛇咬伤－中药疗法②蛇
咬伤－急救 Ⅳ. ①R268.46②R646.059.7

中国版本图书馆CIP数据核字（2022）第166668号

书　　名　蛇伤青草药应用
编　　者　三明市卫生健康委员会
　　　　　三明市中西医结合医院
　　　　　尤溪县中医医院
　　　　　泰宁县中医院
出版发行　福建科学技术出版社
社　　址　福州市东水路76号（邮编350001）
网　　址　www.fjstp.com
经　　销　福建新华发行（集团）有限责任公司
印　　刷　福州德安彩色印刷有限公司
开　　本　720毫米×1020毫米　1/16
印　　张　15
字　　数　255千字
版　　次　2022年10月第1版
印　　次　2022年10月第1次印刷
书　　号　ISBN 978-7-5335-6828-3
定　　价　98.00元
　　　　　书中如有印装质量问题，可直接向本社调换

《蛇伤青草药应用》编委会

主任委员： 王盛雄

副主任委员： 李贵龙

委　员： （按姓氏笔画排序）

王盛雄　朱道斌　李华清　李贵龙　杨　渭

杨孝灯　肖毓平　宋纬文　陈继庆　童　军

温立新

主　编： 宋纬文　周治忠　邓盛灌

副主编： 曹长林　汤期辉

编　委： （按姓氏笔画排序）

王玮洁　危华丽　庄增根　吴建华　陈新坡

林求荣　卓秋鸣　郑振炜　黄承应　蒋　洪

序

　　蛇，在人们的印象中是丛林中凶猛、阴险的动物之一。"毒蛇猛兽""一朝被蛇咬，十年怕井绳""蛇蝎心肠"……从这些俗语、成语中就能让人感到蛇始终与毒相随，被蛇咬伤，轻则出血、麻木、肿胀、疼痛，重则致残，甚至危及生命。

　　三明地处福建中部，是中国最绿省份的最绿城市，气候湿润，草木茂盛，适宜各类蛇生长，山上、田野、沟渠、小溪、房前屋后，甚至室内都可以看到蛇的踪影。特别是近些年来，全社会的生态保护意识大大加强，农村群众大量迁入城镇，各类鸟类、鼠类等动物数量增多，给野外蛇类的生存营造了更好的条件，蛇的种类和数量也逐渐增多。从媒体报道上看，几乎每年都能见到被毒蛇咬伤的事件，且事发地点不固定，给野外作业或活动的人们带来不小的威胁。

　　尽管蛇的种类及数量在增多，但人们对如何防蛇和处理蛇伤并未引起重视，也缺乏对蛇伤常用青草药的辨识和应用能力，一旦被蛇咬伤，往往因为处置不当或路途遥远无法及时送医而延误治疗，带来终身遗憾。

　　本书主编宋纬文主任中药师是2022年全国名老中医药专家传承工作室专家、全国第六批老中医药专家学术经验继承工作指导老师、中国民族医药协会专家智库专家，常年到民间进行田野调查，收集了许多珍贵的第一手资料，目前已整理出版了近30本中医药书籍，广受读者欢迎。周治忠、曹长林是全国基层名老中医药专家传承工作室专家。他们长期在一线为百姓解除病痛，接触到大量的蛇伤患者，积累了丰富的诊疗经验，给本书的实用性打下了扎实的基础。本书的编写还有一些年轻的一线医务人员参与，这对传承三明的中医药文化起了很好的示范作用。

　　本书图文并茂，对蛇伤处置用法、药物用量介绍得很清楚，有很强的实用性。衷心希望本书能够给读者带来切身的好处，也希望通过本书传承祖国丰富多彩的中医药文化，让更多的群众受益。

王盛雄

2022年9月

前言

　　三明地处福建省中部，属中亚热带季风气候区，气候温暖湿润，森林覆盖率78.73%，辖区多高山丘陵，沟谷纵横，丰草绿缛，佳木葱茏，生态环境良好，动物、植物得到有效保护，特别是农村人口向城市转移，动物、植物人为干扰减少，种类、数量逐渐增多。辖区内蛇类繁多，其中常见的剧毒蛇有6种，每年有不少人员被毒蛇咬伤，被毒蛇咬伤者多为从事农业劳动者、野外勘察作业人员或农村居住人员，而且绝大部分伤者是没有自救经验的，给人民群众造成很大危害。为普及有关毒蛇基本知识及蛇伤防治技术，让广大人民群众对蛇伤及蛇伤青草药有一个正确的认识，不惧蛇伤；同时，也能提高群众的蛇伤自救本领，不困于蛇伤，为院前急救争取宝贵的时间，三明市卫生健康委员会组织三明市中西医结合医院、尤溪县中医医院、泰宁县中医院等蛇伤救治中心二级站的有关专家共同编写了本书。

　　本书的编写着眼于院前救治，分为上、下两篇。上篇是蛇伤防治常识，主要介绍蛇的种类、习性及蛇伤处置方法；下篇介绍三明地区民间常用蛇伤青草药及单验方。书中附有各类毒蛇及青草药特征图片，以便让读者能够通过本书提高蛇伤早期自救的技能，获得可靠的蛇伤知识储备，在突遇毒蛇咬伤的情况下，能够有效地应用这些知识予以救治。本书所载单验方，部分含有有毒成分，为确保用药安全有效，读者在选方应用时，要根据实际情况，在执业医师指导下辨证使用，不可贸然用之。鉴于毒蛇咬伤发病迅猛，野外救治条件有限，一旦被蛇咬伤，除了积极自救，还应抓紧就近联系有救治能力的医院进行急救治疗。

　　本书在编写过程中除了收集本地民间单方、验方以外，还吸收了部分周边省市治疗蛇伤的经验及验方，并得到了全国黄氏蛇伤学术流派传承工作室以及省内外一些知名蛇伤专家、民间蛇医直接或间接的指导和帮助，三明市野生动植物与湿地保护中心提供了一些资料，在此一并表示感谢。囿于编者水平有限，经验不足，本书错漏缺点在所难免，敬请专家和读者批评指正。

编写组

2022 年 6 月

目录

蛇伤防治常识

SHESHANG FANGZHI GHANGSHI

三明地区蛇类的基本情况

蛇在动物界属于脊索动物门脊椎动物亚门，爬行纲，有鳞亚纲，蛇目。我国所产蛇类有6科，即盲蛇科、闪鳞蛇科、蟒科、游蛇科、眼镜蛇科和蝰科，目前，我国已发现的蛇类有280余种，其中毒蛇为80余种，对人类危害最大的毒蛇仅10余种。

福建属亚热带季风气候区，气候温暖湿润，山高林密，动物、植物资源十分丰富，非常适合蛇的生长繁殖。近年来随着生态环境的优化和人们对野生动物的保护，蛇的种类、数量亦日益增多。据资料显示，福建地区已知蛇类86种，占全国蛇类总数的35.83%；其中毒蛇32种，种类数居全国第3位。福建沿海还有海蛇等蛇类。

据初步调查，三明地区常见致人受伤的毒蛇主要有蝰科福建竹叶青蛇（俗称青竹蛇）*Trimeresurus stejnegeri*（Schmidt）、蝰科原矛头蝮（俗称烙铁头蛇、龟壳花蛇）*Protobothrops mucrosquamatus*（Cantor）、蝰科尖吻蝮（俗称五步蛇、蕲蛇、翘鼻蛇、棋盘蛇）*Deinagkistrodon acutus*（Güenther）、眼镜蛇科银环蛇（俗称金钱白花蛇）*Bungarus multicinctus*（Blyth）、眼镜蛇科舟山眼镜蛇（俗称扁颈蛇）*Naja atra*（Linnaeus）、眼镜蛇科眼镜王蛇（俗称大眼镜蛇、大扁颈蛇）*Ophiophagus hannah*（Cantor）6种。此外，尚有白唇竹叶青蛇 *Cryptelytrops albolabris*、福建丽纹蛇 *Calliophis kelloggi*、丽纹蛇 *Hemibugnarus macclellandi*、虎斑颈槽蛇 *Rhabdophis tigrinus* 等毒蛇分布；常见的无毒蛇有：王锦蛇 *Elaphe carinata*、赤链蛇 *Dinodon rufozonatum*、乌梢蛇 *Zaocys dhumnades*、滑鼠蛇 *Ptyas mucosus*、灰鼠蛇 *Ptyas korros*、玉斑锦蛇 *Elaphe mandarina*、翠青蛇 *Cyclophiops major*、黄斑鱼游蛇 *Xenochrophis flavipunctatus*、缅甸蟒 *Python bivittatus*、铅色水蛇 *Enhydris plumbea*、中国小头蛇 *Oligodon chinensis*、黑眉锦蛇 *Elaphe taeniura* 等。

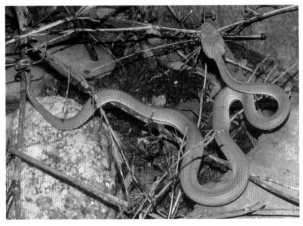

· 福建竹叶青蛇（黄晓春　摄）

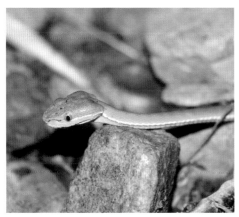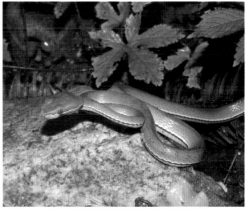

· 福建竹叶青蛇（黄晓春　摄）

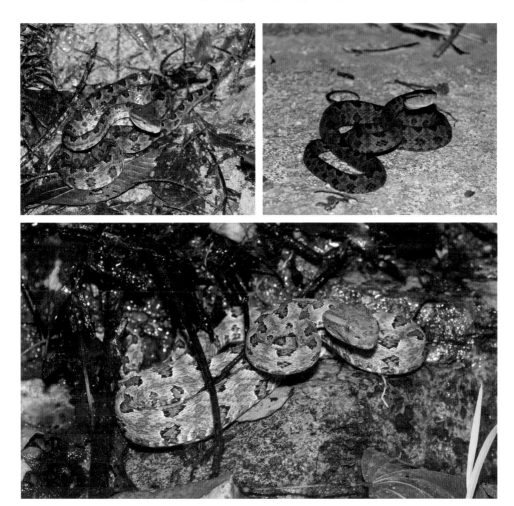

· 原矛头蝮（黄晓春　摄）

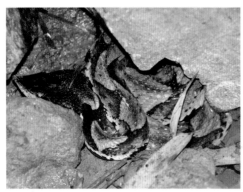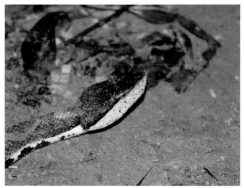

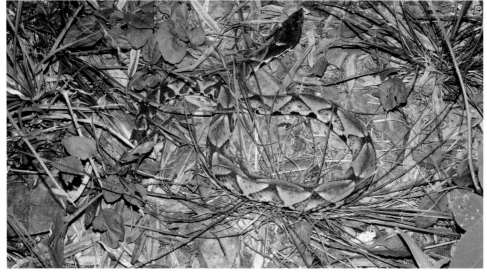

·尖吻蝮（黄晓春　摄）

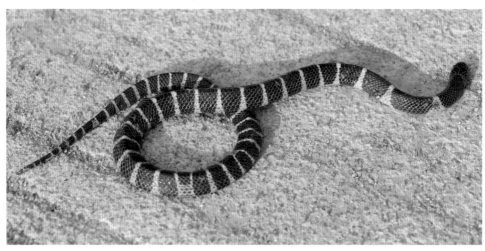

·银环蛇（黄晓春　摄）

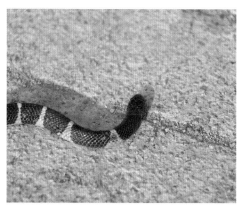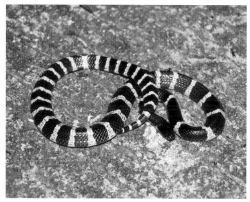

·银环蛇（黄晓春　摄）

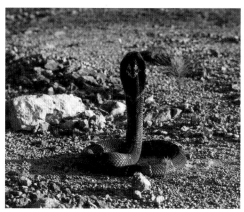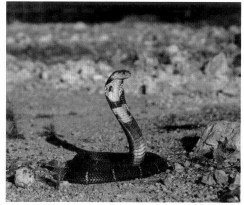

·舟山眼镜蛇（郑建平　摄）

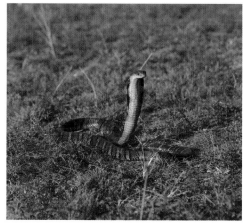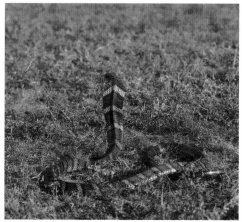

·眼镜王蛇（郑建平　摄）

蛇是如何运动的

蛇无四肢,运动主要依靠脊椎骨、肋骨、腹鳞和与之相关的肌肉共同来完成。蛇的运动方式可分为:直线运动、蜿蜒运动、伸缩运动、弹跳运动、侧向运动。海蛇的扁尾在水中还起桨的作用。

蛇的栖息环境

蛇一般栖息于植被丰富、食物资源充足、温湿度适宜、隐蔽性好的溪流、池塘水域旁、山林灌木丛、草丛、丘陵、平原、乱石堆等地方。

蛇有哪些活动规律

蛇是变温动物,其体温随周围环境的变化而不同。蛇最适宜的温度是18℃~30℃,在此温度区间活动频繁;当气温低于10℃,基本无活动,5℃以下进入冬眠;40℃以上或-5℃以下时因不耐受高温、严寒容易导致死亡。

气温低时,蛇类多在向阳坡地活动,气温高时则寻找阴凉阴湿处躲藏,夜间多在晒热的地面、岩石或马路上。闷热天气或大雨将至或雨后骤晴,各类蛇的活动均较频繁,一般以初夏至秋末为活动高发期。

根据蛇的昼夜活动特点,可分为昼行性蛇、夜行性蛇和晨昏性蛇。

昼行性蛇多在白天外出活动,如:眼镜蛇、眼镜王蛇、乌梢蛇、红点锦蛇、王锦蛇、绿瘦蛇等;夜行性蛇多在夜间外出活动,如:银环蛇、金环蛇、烙铁头蛇等;晨昏性蛇多在早晨或黄昏时出来活动,如五步蛇等。

蛇的昼夜活动规律并不十分严格,可因温度、湿度、捕食对象的活动时间等因素改变而不同。如竹叶青蛇、烙铁头蛇、五步蛇等,多在阴雨天外出活动。

蛇的主要食物有哪些

蛇的食性广泛,从无脊椎的蚯蚓、蜗牛、甲壳类、昆虫,到脊椎动物的鸟类、哺乳类、鱼类、蛙类、鼠类、蜥蜴类，以及各种禽蛋等皆是蛇的美食。至于毒蛇，绝大部分以脊椎动物为食物，如蛙类、鸟类、鼠类，以及其他蛇类和鱼类。

部分蛇具有寡食性，如：眼镜王蛇专吃蛇类和蜥蜴类，翠青蛇吃蚯蚓及昆虫，乌梢蛇吃蛙类。

蛇耐饥力强，几个月不吃也能生存。

蛇的吞食方式

无毒蛇往往将猎物咬住活吞，或缠绕猎物使其窒息后再吞食。毒蛇则采取突然袭击，将猎物咬住并注入毒液杀死捕食对象后再吞食。蛇类虽有牙，但从不咀嚼食物，而是将猎物整体直接吞食。蛇口张大时可达130°，可以吞咽数倍于自身的猎物，这与它的上颌、下颌连接方式有关。

蛇是如何繁殖的

蛇是雌雄异体、体内受精的动物，繁殖可分为卵生和卵胎生两种。直接产卵的蛇称卵生，如五步蛇、烙铁头蛇、滑鼠蛇、翠青蛇、银环蛇、眼镜蛇、眼镜王蛇等。蛇卵成熟受精后，并不立即产出，在母体内孵化后直接产出幼蛇的称卵胎生，如竹叶青蛇、蝮蛇、蜂蛇、颈棱蛇等。这类蛇胚胎发育所需的营养物质均来自本卵，不同于胎生动物由母体的胎盘提供营养物质。

雄蛇有一对交接器（称半阴茎）位于泄殖腔两侧，平时缩在泄殖腔内，交配时才突出，每次交配只使用一侧的交接器，每次交配持续时间短则半小时到数小时，长则可达1整天。交配期间蛇类性情暴躁、凶猛，受到干扰后最易伤人。交配期一般在冬眠出洞后，春末夏初进行，但银环蛇、五步蛇、烙铁头蛇分别于每年的8月、9月、10月进行。

蛇的冬眠

蛇类的冬眠期一般在12月至来年3月，冬眠时间长短取决于当地气温变化。蛇会选择干燥、温暖的洞穴居住，不同蛇种的蛇会群居一处冬眠。冬季气温在

6℃ ~8℃时停止活动，进入冬眠状态。5℃以下便入蛰冬眠，气温在 2℃ ~3℃时，处于麻痹状态，气温在 -5℃以下时容易冻死。冬眠期间蛇的死亡率高，或冻死、或病死、或成为天敌的食物。冬眠期间，蛇的新陈代谢降低，消耗以脂肪形式贮藏在体内的营养物质，不外出活动，如果周围环境温度突然升高或地震发生，蛇会惊醒出洞。

需注意的是，冻僵的蛇在保暖苏醒后伤人，以及刚砍下的蛇头咬伤人的事例屡见不鲜。蛇的生命力很强，对待冻僵的蛇、离体时间不太长的蛇头，切不可掉以轻心。

"七横八吊九缠树"是什么意思

民谚"七横八吊九缠树"，其实是部分具有缠绕上树性质的蛇的一种活动现象。农历 7、8、9 月气温逐渐升高，进入盛夏，蛇的食物种类十分丰富，蛇的活动也因此进入高峰期。7 月份路上比较多青蛙、虫之类的食物，蛇类喜横卧在地面上，是为了更好地捕食；8 月份蛇要脱皮，吊挂在树上方便磨擦脱皮；9 月炎热，鸟多栖息于树上，蛇缠绕在树干上，一边乘凉，一边以逸待劳、"守株待兔"。

蛇是如何确定猎物位置的

蛇是高度近视动物，若动物在蛇眼前不移动，蛇是看不出有动物在附近的。只有动物移动时，蛇才能感觉出猎物在附近移动。蛇主要借助嗅觉、地表震动感、及有颊窝类蛇的热功能测位器确定猎物的位置。所以，若遇到剧毒蛇如眼镜蛇、眼镜王蛇，逃跑时不可走直线，走"之"字线可躲避毒蛇追赶。

蛇是如何蜕皮的

蛇为了生长和清理寄生虫，每隔一段时间就会蜕皮。蛇在蜕皮前，多数要爬到洞外草丛中或乱石堆旁，此时蛇性情温顺，呈半僵状态。蛇会先从吻端把下颌表皮磨破，利用粗糙的地面、石块、瓦砾、草根等障碍物，不断摩擦爬行，把表皮从头至尾逐渐脱离。

打草惊蛇的道理

蛇没有外耳、中耳，也没有鼓膜、鼓室和耳咽管，只有听骨和内耳，所以蛇不能接收空气声波传导，但对地表传导的振动极为敏感，能够感知到 60 米以外的脚步声，当人通过加重脚步移动或用棍棒敲打地面时，可以使蛇感知危险而逃跑。

蛇的眼睛又圆又亮，为什么是瞎子

蛇眼没有活动的上下眼睑，也没有瞬膜，只有一层固定的透明圆膜罩于眼外，所以不能闭眼。蛇在蜕皮时透明圆膜表面的角质层也会随即褪去，所以在蛇蜕皮前，透明圆膜会变得浑浊，看不清东西。蛇的晶状体为球形，不能改变曲率，只能依靠晶状体前后移动，调节在视网膜上的成像焦距，由于这种调节能力有限，所以只能看见 1 米以内的近距离物体，对远距离物体视而不见，对静止的物体是无法辨认的。但是部分蛇例外，绿瘦蛇视觉较敏锐，可以看到吻前端的物体，能产生立体视觉。

蛇的瞳孔有圆形和裂孔形两种，一般有毒蛇及夜行蛇白天为裂孔形，无毒蛇及昼行蛇为圆形。

蛇为什么经常吐"舌头"

蛇的舌头即"蛇信子"。蛇的舌头从吻鳞缺口处伸出并不停地闪动，是在搜集空气中的各种化学分子，黏附并溶解于湿润的舌头表面，再送入锄鼻器中产生嗅觉。锄鼻器是蛇的嗅觉器官，嗅觉功能发达，但是，锄鼻器位于蛇腭骨前方的深凹处，开口于口腔顶部前方，不与外界直接相通，因此需要蛇信协助锄鼻器完成嗅觉功能。

被蛇信子接触后会中毒吗

不会。蛇信子是没有味蕾的，所以无味觉功能，该器官无毒，即使被蛇信子接触过也无妨。只有被毒蛇咬伤，蛇毒液通过毒牙注入人体组织才会引起中毒。

蛇为什么会扑火

蛇有独特的感热器官"颊窝"，又称为"热感应器"或"热测位器"。蛇的颊窝位于头两侧的鼻孔与眼睛之间的一个凹陷中（蟒科除外），颊窝薄膜上布满了神经末梢，对红外线异常敏感，不仅能在一定距离内分辨出摄氏千分之几度的温差，还能准确定位发射热射线物体的位置，使蛇在十分之一秒内就扑火。

具有颊窝的毒蛇在我国约有 10 种，大多数为剧毒蛇，如蝮亚科的五步蛇、蝮蛇、竹叶青蛇、烙铁头蛇及蟒科的蟒蛇等。在这类毒蛇出没的地区，晚上用火照明行路须谨慎，避免被毒蛇咬伤。

蛇在自然界中有什么作用

蛇是鼠类、昆虫及软体动物的天敌。滑鼠蛇、灰鼠蛇、黑眉锦蛇、王锦蛇以捕食鼠类为主；蝮蛇、眼镜蛇、蝰蛇、烙铁头蛇等毒蛇亦能捕食鼠类；盲蛇主要以白蚁等蚁类为食。蛇在维护自然界生态平衡方面具有重要作用。

蛇能预报天气吗

蛇对气温、湿度、气压异常灵敏，当天气变化时，蛇能感知并作出反应。"燕子低飞蛇过道（或蚂蚁搬家蛇过道），大雨不久就来到"，"水蛇盘柴头，地下大雨流"，这些民谚生动、形象地表明蛇对部分天气变化有一定的反应。

蛇能预报地震吗

能。地震发生前，地壳内部剧烈运动，地温上升，很多动物能感知，出现异常反应最早的是蛇类，对地震预报最为准确的也是蛇类。1975 年辽宁省海城地区发生 7.3 级地震，鸡、狗、猪、猫等动物的异常反应出现于震前 1~2 天，鱼、鼠的异常反应出现于震前 20~30 天，蛇类的异常反应早在震前 2 个月就已出现。有科学研究表明，猫、鼠、狗等对地声波最敏感的范围是 100~300 赫兹，蛇却能感知到 1000 赫兹的地声波。地震发生时，裂隙中会漏出臭鸡蛋味的"地气"（硫黄），蛇在"地气"未溢出地面时就能感知到。

蛇毒是一种什么物质

蛇毒是毒蛇腺体中分泌出来的一种成分和作用复杂的多肽，但不是单纯的一种物质，不同蛇的种类其毒液成分和作用都是不同的。

蛇毒呈半透明、黏稠液体，有特殊腥味，它是多种氨基酸及其他物质组成的混合物，比重在 1.030~1.060，含水量为 65%~80%。不同蛇种的蛇毒所呈现的颜色各不相同，如眼镜蛇毒呈淡黄色，蝮蛇、眼镜王蛇、金环蛇、烙铁头蛇等蛇毒呈金黄色，银环蛇毒呈灰白色，尖吻蝮、蝰蛇毒呈白色，竹叶青蛇毒呈浅黄略带绿色。

蛇毒中的主要毒性成分是一些小分子的蛋白质，即多肽物质，不含酸的活性，但某些酶对蛇毒有加强作用。由于蛇毒是毒性蛋白，因此凡能使蛋白质沉淀的药物及强碱、强氧化剂、还原剂、重金属盐类及蛋白酶等，对蛇毒均有一定的影响和破坏作用。

蛇毒毒性有哪几种

毒蛇含有多种不同的毒性成分，毒性组分由酶、多肽、糖蛋白和金属离子等组成，其中毒性蛋白质达数十种。蛇毒按其主要毒性成分对机体的效应可分为四大类：神经毒素、血液毒素、细胞毒素和混合毒素。各种毒性组分在不同毒蛇含量有较大差异，同种毒蛇的毒性组分可因地域分布、季节性、蛇龄等不同而异。

神经毒类毒蛇有金环蛇、银环蛇、海蛇等，血液毒类毒蛇有竹叶青蛇、烙铁头蛇等，细胞毒类毒蛇有眼镜蛇等，混合类毒蛇有眼镜王蛇、蝮蛇、五步蛇（尖吻蝮）等。

蛇毒中的神经毒素中毒会造成哪些损害

蛇毒中的神经毒素主要为 β - 神经毒素（β -neurotoxin，β -NT）和 α - 神经毒素（α -neurotoxin，α -NT），分别作用于运动神经末梢（突触前）和运动终板的乙酰胆碱受体（突触后），β -NT 抑制乙酰胆碱释放，α -NT 竞争胆碱受体，均可阻滞神经的正常传导而引起神经肌肉弛缓性麻痹，大多数神经毒类蛇毒都含有突触前和突触后神经毒素。早期临床表现主要为眼睑下垂、吞咽困难，继而呼吸肌麻痹、呼吸衰竭，甚至呼吸停止。

蛇毒中的血液毒素中毒会造成哪些损害

蛇毒中的血液毒素种类繁多，分别作用于血液系统的各个部分。蛇毒蛋白酶直接或间接作用于血管壁，破坏血管壁的有关结构，而且诱导缓激肽、组胺、5-羟色胺等的释放，直接损害毛细血管内皮细胞，抑制血小板聚集而导致出血。蛇毒溶血因子可直接作用于血细胞膜，使其渗透性和脆性增加。磷脂酶 A 可使血液中的卵磷脂水解而成为溶血卵磷脂，产生溶血作用。蛇毒促凝因子可促使血液凝固和微循环血栓形成，继而引起弥散性血管内凝血（DIC）；类凝血酶具有类似凝血酶的活性，既可促进纤维蛋白单体生成，又可激活纤溶系统，在蛇毒纤维蛋白溶解酶的共同作用下引起去纤维蛋白血症，亦称类 DIC 反应，这种出凝血功能障碍统称为蛇毒诱发消耗性凝血病（venom-induced consumption coagulopathy，VICC）。VICC 表现为出血，轻者皮下出血、鼻出血、牙龈出血，重者可引起血液失凝状态、伤口流血不止、血尿、消化道出血，甚至脑出血。

蛇毒中的细胞毒素中毒会造成哪些损害

蛇细胞毒素中的透明质酸酶可使伤口局部组织透明质酸解聚、细胞间质溶解和组织通透性增大，除产生局部肿胀、疼痛等症状外，还促使蛇毒毒素更易于经淋巴管和毛细血管吸收进入血液循环，进而出现全身中毒症状。蛋白水解酶可损害血管和组织，同时释放组胺、5- 羟色胺、肾上腺素等多种血管活性物质；心脏毒素（或称为膜毒素、肌肉毒素、眼镜蛇胺等）引起细胞破坏、组织坏死，轻者可引起局部肿胀、皮肤软组织坏死，重者出现大片坏死，可深达肌肉筋膜和骨膜，可致患肢残废，还可以直接引起心肌损害，甚至心肌细胞变性坏死。

蛇毒是如何在体内扩散的

毒蛇咬伤后，毒液通过管状或沟状的毒牙注入皮下组织，主要通过淋巴吸收再进入血液循环分布至全身。多数蛇伤病人有局部淋巴结肿大、压痛、炎症反应。分子较小的神经毒素可直接进入血液循环吸收。如果毒蛇咬伤直中血管，毒液可直接经血液循环扩散。完好的皮肤沾染蛇毒不具有危险性，蛇毒不能穿透完好的皮肤，但有破损的皮肤会吸收蛇毒引起中毒。

毒蛇咬伤早期，局部组织蛇毒含量高，蛇毒借助其中的透明质酸酶，使蛇毒迅速扩散、穿透、吸收。有研究表明，中毒后 0.5~1 小时，局部组织还残留蛇毒，故扩创排毒应及早进行。蛇毒扩散至周围组织与组织蛋白非特异性结合，游离蛇毒扩散呈降阶梯进行，故蛇毒早期吸收迅速，其后吸收速度逐渐减慢。

蛇伤中毒致死的原因有哪些

被毒蛇咬伤后主要的致死原因有如下几方面。

1. 呼吸麻痹：是蛇伤致死的主要原因。常见于神经毒类及混合毒类的蛇伤，如眼镜蛇科的银环蛇、金环蛇、眼镜王蛇、眼镜蛇。临床上的呼吸麻痹，以银环蛇咬伤多见。

2. 循环衰竭：常见于眼镜蛇咬伤的病例，也见于血液毒类毒蛇咬伤，心脏毒是血液毒类蛇伤中毒主要的致死因素。

3. 急性肾衰竭：常见于五步蛇咬伤的病例。五步蛇咬伤中毒能引起溶血，产生大量血红蛋白，引起急性肾衰竭。

4. 出血：广泛的内出血及外出血，常会导致出血性休克，如五步蛇咬伤的病人，常常发生大量出血，容易造成失血性休克。

5. 感染：对蛇伤病人如果处理不当，可造成创面感染，感染加重入血可造成败血症，进而出现多器官功能衰竭导致死亡。对蛇伤病人要注意预防感染，发现感染及时治疗。

6.其他：蛇伤中毒是一个相当复杂的过程，它牵涉多个系统的器官，而且还相互影响。如出现水电解质紊乱、酸碱失衡等问题，可造成内环境失衡，与其他系统功能损害叠加，造成病情加重导致死亡。

有毒蛇与无毒蛇的区别

毒蛇具有毒牙和毒腺，这是毒蛇的生理特点。毒蛇与无毒蛇的主要区别就在于是否有毒牙及毒腺。

毒蛇与无毒蛇特征的区别：

区别点	毒蛇	无毒蛇
蛇头	多呈三角形（但银环蛇、金环蛇、眼镜蛇、海蛇等为椭圆形）	多呈椭圆形
毒牙	有毒牙和毒腺	无毒牙和毒腺
蛇尾	短钝或呈侧扁形，从肛门到尾巴突然变细	长而尖细
体色	鲜艳，或有特殊花纹	多不鲜艳
体形	短而粗	细长，匀称
行动	迟缓，休息时常盘团	动作迅速
性情	凶猛，主动攻击对方	胆小，警惕性高，受惊逃跑

毒蛇的毒牙和毒腺有哪些特点

毒蛇毒牙在其上颌部，毒牙分为管状毒牙和沟状毒牙。管状毒牙生在能够竖立的上颌骨的前端，与毒腺的导管相连，蝰科及蝮科的毒蛇都是管状毒牙。沟状毒牙又分为前沟牙及后沟牙。生长在上颌骨前端的称为前沟牙，生长在上颌骨后端的称为后沟牙，眼镜蛇科、海蛇科的毒牙是前沟牙，游蛇科毒蛇是后沟牙。毒蛇的毒腺位于眼后方，是贮存蛇毒液的地方。当毒蛇咬物时，在有关肌群的收缩挤压下，毒腺中的毒液通过导管由毒牙注入猎物体内，造成猎物中毒。

无毒蛇咬伤有哪些临床表现

可有轻微的疼痛和（或）出血，数分钟后出血可自行停止，疼痛逐渐消失，局部无明显肿胀、坏死。

毒蛇与无毒蛇咬伤的牙痕区别

毒蛇咬伤局部可见两颗较大呈"··"分布的牙痕，亦有呈"∶∶"形状，部分伤口除毒牙痕外，还可见副毒牙痕迹。无毒蛇咬伤部位可见成排细小锯齿状的牙痕。（如下图）

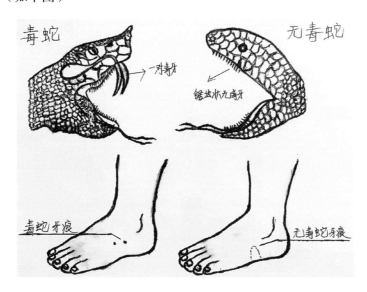

血液毒类毒蛇咬伤有什么临床表现

此类蛇毒成分复杂，包含出血毒素、凝血毒素以及抗凝血毒素，具有多方面的毒性作用，主要累及心血管系统、血液系统以及泌尿系统。局部表现为咬伤创口出血不止，肢体肿胀，皮下出血、瘀斑，并可出现血疱、水疱，伤口剧痛难忍。全身表现为各部位出血，如鼻腔、牙龈、尿道、消化道，甚至颅内出血；血管内溶血时有黄疸、酱油样尿，严重者出现急性肾衰竭；有时还会出现皮肤潮冷、口渴、脉速、血压下降等休克表现。

神经毒类毒蛇咬伤有什么临床表现

神经毒表现为咬伤创口发麻，疼痛不明显，无明显渗出，常常被忽视。早期症状轻微，1~4小时后可出现头晕、恶心、呕吐、流涎、视物模糊、复视、眼睑下垂、言语不清、肢体软瘫、张口与吞咽困难，引起呼吸肌麻痹，最终可导致急性呼吸衰竭甚至自主呼吸停止和心搏骤停。

细胞毒类毒蛇咬伤有什么临床表现

细胞毒可导致肢体肿胀、局部剧痛、皮肤、软组织溃烂、坏死，眼镜蛇、五步蛇极易引起皮下组织坏死。全身表现可见肿胀延及整个患肢甚至躯干，溃烂坏死严重者可致患肢残疾；心肌损害可出现心功能不全；横纹肌破坏可出现肌红蛋白尿合并肾功能不全；病情恶化可出现全身炎症反应综合征（SIRS），甚至多器官功能障碍综合征（MODS）。

混合毒类毒蛇咬伤有什么临床表现

混合毒可同时含有神经毒素、血液毒素和细胞毒素的临床表现。如眼镜王蛇咬伤以神经毒素表现为主，合并细胞毒素表现；五步蛇咬伤以血液毒素和细胞毒素表现为主。

竹叶青蛇有哪些特征及习性

竹叶青蛇，俗称青竹蛇、赤尾殆、焦尾巴蛇。属管牙类毒蛇。头部呈三角形，颈细，眼睛较大，色红，瞳孔晚上呈椭圆形，白天呈裂孔形，自颈部以后，体侧形成左右各一条白色或浅黄色（雌性）纵纹线，或红白各半的纵纹线（雄性），背面呈鲜绿色，腹面淡黄白色，腹鳞具侧棱，尾背及尾尖呈焦黄色。

竹叶青蛇常栖息于山谷溪涧边、杂草灌木丛、竹林、溪边岩石处，亦见于稻田、住宅边、瓜棚、菜地和柴堆等地。体色与绿叶一致，有缠绕习性，喜攀爬树木、竹子，不易被发现。昼夜均有活动。头颈部常呈"S"形，好攻击。大雪至惊蛰为冬眠期。主要捕食蛙类、蜥蜴类、鸟类和鼠类。

烙铁头蛇有哪些特征及习性

烙铁头蛇，学名原矛头蝮，俗称龟壳花蛇、老鼠蛇。属管牙类毒蛇。头部呈三角形，颈细，形似烙铁，故名烙铁头蛇。体形细长，尾纤细。头背具细鳞，棕褐色，有近"∧"形的深褐色斑，眼后到颈侧有一暗褐色斑纹，上下唇色较浅，头部腹面灰白色，在背中线两侧有并列的暗褐色斑纹，左右相连而成波状纵纹，在波纹的两侧有不规则的小斑块。

烙铁头蛇常栖息于低海拔的丘陵和山区，多在灌木丛、竹林、溪边及山区住宅附近柴草堆或石缝中。尾具有缠绕性，能缠绕上树。属于夜行性蛇，偶尔在白天亦可见到。小雪至清明为冬眠期。主要捕食蛙类、蜥蜴类、鸟类及鼠类。一般不主动袭人。

五步蛇有哪些特征及习性

五步蛇，学名尖吻蝮，俗称蕲蛇、翘鼻蛇、棋盘蛇。属管牙类毒蛇。头大呈三角形，吻端有一翘起的吻突，故名尖吻蝮。头腹及喉部为白色，散有少数黑褐色斑点。体背深棕、棕褐或黄褐色，具有15~20块灰白色方形大斑，称为"方胜纹"。腹面灰白色，两侧有两行近圆形的黑褐色块斑，并有不规则的小斑点。尾短而尖，末端有一枚呈三角形侧扁尖长而略弯的鳞片，俗称"佛指甲"。

五步蛇栖息于海拔100~1300米的山区或丘陵地带，喜阴湿之地，多在溪涧、沟边、灌木丛、住宅边、柴堆草丛中。晨昏性蛇，对湿度要求高，常隐蔽在阴暗处，阴雨天活动频繁。主要以蛙类、蜥蜴类、鸟类和鼠类为食。有扑火习性，见到火光会主动攻击。当人畜接近时，会突然袭击。

银环蛇有哪些特征及习性

银环蛇，俗称金钱白花蛇。属前沟牙类毒蛇。头部呈椭圆形，略大于颈部，吻端钝圆，眼较小。体背面有黑白相间的环纹，黑纹宽，白纹窄，腹面色白。背鳞平滑，背中央一行鳞片扩大，呈六角形。尾较长，尾端较尖细。

常栖息于丘陵地带近水之处。在河边、田边、鱼塘、墙根、路边、住宅边、菜地等地多见。属夜行性蛇，晚上出来活动捕食猎物，常在公路上出现，深夜或黎明前才返回洞内。秋末中午或阵雨后的白天可见外出活动。立冬到清明前后为冬眠期，常群集越冬。主要捕食鱼类及蛙类、蜥蜴、其他蛇类（水蛇）、鼠类，尤好捕食泥鳅、黄鳝。性胆怯，行动敏捷，稍有惊动，会采取袭击动作。

眼镜蛇有哪些特征及习性

眼镜蛇，俗称扁颈蛇。属前沟牙类毒蛇。头部呈椭圆形，全身背面黑色或黑褐色，颈部能膨扁，颈背有两个白色圈纹状如眼镜，当膨扁时更为明显，故称为眼镜蛇。头腹及体前腹面黄白色，颈腹面有一黑色宽横纹，在其前方两侧各有一黑色斑点，体中段之后的腹面逐渐呈灰褐色或黑褐色，发怒或捕食时，昂首膨颈，嘴闭吐信，头部摆动时发出"呼呼"的响声。

眼镜蛇多生活于丘陵、山区的灌木丛或竹林中、溪沟、鱼塘边、稻田、公路和住宅附近。食性广，捕食鱼类、蛙类、蜥蜴类、鸟类及鸟蛋、鼠类或其他蛇类等。属昼行性蛇，偶见夜间活动，夏季暴雨后常爬进住宅觅食鼠类。大雪至惊蛰为冬眠期，性情凶猛，主动追击猎物，可喷射毒液达 2 米；能攀树，但没有缠绕能力。

眼镜王蛇有哪些特征及习性

眼镜王蛇，俗称大眼镜蛇、大扁颈蛇。属前沟牙类毒蛇。形态与眼镜蛇相似，颈部能膨扁，但个体较大，是世界上最大型的剧毒蛇，顶鳞之后有一对大枕鳞，这是最明显的特征。颈部膨扁时不呈现眼镜状斑纹，而是"人"字形的白色斑。体背黑褐色或黄褐色，具有黄白的镶黑边的波状细横纹，越向体后，黑边越粗。头和体前段腹面土黄色，体后段灰褐色，具黑色线状斑纹。与眼镜蛇一样，受惊扰或发怒时，前半身竖起，颈部膨扁，发出"呼呼"响声，激怒时会喷射毒液，可达 4~5 米远。

眼镜王蛇栖息于丘陵或高山密林区，溪塘附近、岩缝或树洞内均可见其身影。善爬高缠绕在树上，前半身可悬空下垂或昂起。属昼行性蛇，主要捕食其他蛇类或蜥蜴类，也吃鸟类、鼠类。性情较凶猛，会主动攻击人畜，毒性强烈，排毒量大。

竹叶青蛇咬伤有什么临床症状

一般可见 2 个牙痕，间距 0.5~1.2 厘米，伤口少许渗血，疼痛剧烈，如刀割样或烧灼样；数分钟后局部红肿，并迅速向近心端蔓延。创口周围可见水疱、血疱、瘀点、瘀斑，血疱、水疱破溃后形成局部溃疡面；腋窝或腹股沟可触及淋巴结肿大、压痛。

全身中毒症状一般不重，重者可见头痛、头晕、眼花、咽喉肿痛、恶心、呕吐、胸闷、腹胀、腹痛，严重者可见高热、神昏。偶见皮肤黏膜出血、呕血、咯血、衄血、便血、瘀斑等出血表现。若被咬伤头颈部，局部肿胀可蔓延至咽喉，出现喉头水肿，有窒息危险，严重的可见休克表现。

烙铁头蛇咬伤有什么临床症状

一般可见 2 个牙痕，间距 0.8~1.6 厘米，伤口少许渗血，伤后疼痛剧烈，如烧灼样，持续时间长，局部红肿，可见水疱、血疱或瘀点、瘀斑。肿胀向近心端蔓延，腋窝或腹股沟可触及淋巴结肿大、压痛。

全身中毒症状同竹叶青蛇咬伤，重者可见头痛、头晕、眼花、恶心、呕吐、视物模糊等表现。严重者可见血压下降、嗜睡、衄血、便血、脏器出血等，甚至出现休克等表现。可因急性循环衰竭而死亡。

五步蛇咬伤有什么临床症状

可见2~4个牙痕，牙痕间距大，为1.5~3.5厘米，伤后剧痛，如刀割样或烧灼样，疼痛难忍，伤口流血不止。伤口局部肿胀严重，并迅速向近心端蔓延，甚至蔓延至躯干。伤口及肿胀部位可见皮下大面积瘀斑，并扩散至全身。伤肢局部可见紫红色水疱、血疱，容易形成皮下肌肉组织大面积溃烂，疮面难愈，治疗不当可发生骨髓炎等严重后遗症。

全身症状发展迅速，伤后数分钟伤口开始出血，数小时或数天内患者全身皮下广泛出血、瘀点、瘀斑（俗称蕲蛇斑），甚至七窍出血、内脏出血，可导致失血性休克。常伴有头晕、视物模糊、胸闷、心悸等症状，严重者可出现神昏谵语。可因急性循环衰竭而死亡。

银环蛇咬伤有什么临床症状

一般可见 2 个点状牙痕，间距 0.8~1.5 厘米，伤口不出血或少许出血，伤口不红、不肿、不痛。咬伤数分钟后，伤口周围仅有微痒或麻木感。

咬伤早期，患者多无明显症状，一般伤后 1~2 小时出现神经系统症状，患者病情发展迅速、病势凶猛。初期有头晕眼花、胸闷气促、四肢乏力、四肢肌肉和关节疼痛。继而进一步出现吞咽困难、语言謇涩或不能言语、视物模糊、眼睑下垂、口角流涎、呼吸困难、烦躁或嗜睡。银环蛇咬伤中毒累及呼吸肌，导致呼吸麻痹，若抢救不及时，可出现呼吸停止，呼吸停止前患者神志清楚，但无法言语。呼吸停止时，心跳仍可跳动数分钟后停搏。

眼镜蛇咬伤有什么临床症状

可见 2~4 个牙痕，牙痕较宽，间距 1.0~2.0 厘米，伤口流血少，很快闭合，伤口及周围组织变黑（俗称灰黑斑）。伤后疼痛逐渐加重，伤口中心麻木，周围痛觉敏感。伤肢肿胀严重，发展迅速，可蔓延至躯干；腋窝或腹股沟可触及淋巴结肿大、压痛。伤口容易发生组织坏死和溃烂，治疗不当可造成溃疡面经久不愈。

伤后 1~6 小时出现全身中毒症状，可见四肢无力、头晕、眼花、视物模糊、胸闷、心悸、颈项强直、吞咽困难、恶心、呕吐、腹痛、发热等症状，严重者牙关紧闭、口吐白沫、呼吸困难、瞳孔缩小、血压先升后降，甚至休克。终末可因呼吸肌麻痹和循环衰竭而死亡，死亡多发生在伤后 48 小时以内。

眼镜王蛇咬伤有什么临床症状

可见 2 个大而深的牙痕，牙距宽，牙痕呈紫黑色，伤口疼痛剧烈，如刀割样，肢体肿胀，发展迅速。可快速出现昏迷。由于全身中毒症状发展迅速，以至于局部症状尚未充分表现前，全身中毒症状就已经危及病人生命。

全身症状：眼镜王蛇毒量大，毒力强，一般在咬伤后数分钟至半小时左右出现全身中毒反应，头晕头痛、困倦思睡、四肢乏力，继而出现视物模糊、眼睑下垂、言语障碍、口角流涎、吞咽困难、呼吸困难、神志不清。眼镜王蛇咬伤中毒死亡率极高，可在伤后数分钟到数小时内死亡，患者往往来不及送到医院抢救就已死亡，主要死于呼吸肌麻痹引起的呼吸衰竭及急性循环衰竭。

毒蛇咬伤与无毒蛇咬伤的临床症状区别有哪些

鉴别点	毒蛇咬伤	无毒蛇咬伤
牙痕	有一对（或 1~4 个）深且较粗大的牙痕，呈八字形或倒八字形对称排列	牙痕锯齿状浅小数目多，排列整齐或呈弧形
疼痛	剧痛、灼痛（神经毒类除外）	疼痛不明显
肿胀	严重，扩散迅速（神经毒类除外）	无肿胀或稍肿胀
出血	血液毒类毒蛇咬后伤口出血较多，伤口周围皮肤有瘀斑及血水疱，神经毒类毒蛇咬伤出血较少	出血少或不出血，无瘀斑，无血水疱
淋巴结	腋窝、腹股沟淋巴结肿大、触痛	无肿大，无触痛
伤口发展	血液毒蛇、混合毒蛇咬伤，局部皮肤出现瘀斑或灰黑斑，可出现溃疡、坏死	除感染外，一般伤口很快愈合
全身症状	头晕、视物模糊或复视、乏力、胸闷、呕吐，严重者出现昏迷、呼吸困难、全身出血等	除精神紧张恐惧所致精神虚脱外，一般无明显症状

被蛇咬伤后怎么办

当蛇伤发生后，首先应及时分清是无毒蛇咬伤还是毒蛇咬伤。如果确系无毒蛇咬伤，冲洗、消毒伤口即可。若不知道蛇是否有毒或明确是毒蛇咬伤，必须立即按毒蛇咬伤进行伤口处理。

毒蛇咬伤早期自救原则：力争在最短时间内破坏蛇毒，尽量将伤口内的蛇毒排出体外，减缓蛇毒的吸收，以减轻蛇毒对人体的损害。同时，要树立危重意识，自救结束后尽快到就近医院治疗。

野外毒蛇咬伤如何进行自救

毒蛇咬伤后病情发展迅速，患者心理上十分紧张，无从下手，因此学习相关知识，保持镇定至关重要，同时不宜进行剧烈运动，并按以下方法进行自救。

1. 检查伤口：毒蛇咬伤后，应立即检查伤口是否残留毒牙，如发现伤口内有毒牙残留，必须立即拔除。

2. 冲洗伤口：寻找有干净流动水的地方，对伤口周围残留毒液进行冲洗。没有流动水，紧急情况下可利用小便冲洗伤口，尿液中的尿酸成分可破坏蛇毒。

3. 绑扎：被毒蛇咬伤后，可用绷带或布条或小夹板加弹性绷带，在伤口上方超过 5~10 厘米处绑扎；绑扎松紧以能深入两根手指为度（若使用小夹板加弹性绷带则以扎带能上下活动 1 厘米为妥），每隔 15~20 分钟松开绑带 1~2 分钟，以免肢体因缺血而坏死。在应用有效蛇药 30 分钟后，可去掉绑扎。

4. 扩创排毒：用干净的针、刀片在伤口牙痕处挑开 0.5~1 厘米，呈"一"字形，深达皮下即可，不可损伤血管、神经。患处肿胀时，可对患侧手指蹼间（八邪穴）或足趾蹼间(八风穴)的皮肤进行消毒,用三棱针或粗针头与皮肤垂直刺入约 0.5~1 厘米，迅速拔出后将患肢下垂，有利于毒液排出。

切开伤口后可选用负压吸引法、挤压排毒法等，以达到减少蛇毒吸收和减轻局部肿胀的作用。

蛇伤早期，切开排毒法效果最佳。若五步蛇、蝰蛇咬伤，伤口流血不止，且有全身出血倾向，则不宜扩创，以免发生失血性休克危及生命。

头面部伤口不建议切开。

5.**挤压排毒**：蛇伤伤口扩创后，就近寻找流动水源，由周围向伤口中心均匀推挤，用持续流动水冲洗伤口，并尽快送医院诊治。

6.**破坏蛇毒**：蛇毒的化学成分为毒蛋白，蛋白质在高温下会变性，丧失毒性。

（1）火柴爆燃法：取火柴 5~10 根，火柴头聚合在伤口，呈放射状放置，点燃火柴头，让其爆烧后迅速去除残余火星，取其瞬间高温破坏蛇毒。此法适用于金环蛇、银环蛇、蝮蛇等牙痕较浅的毒蛇咬伤。

（2）火针烙法：取针灸针，或缝衣针、大头针，用打火机烧红一端后，刺入深度 0.5~1.0 厘米，每个牙痕烙 2~3 次即可。此法适用于牙痕较深的管牙类毒蛇咬伤，如五步蛇。

（3）隔蒜灸法：将约 0.3 厘米厚、直径 4~5 厘米的独头蒜片用针扎数个孔，平置于创口或咬伤处，上置圆锥形艾炷，点燃灸之，每次灸 3~5 壮，灸 2~3 次。

7.**伤口周围外敷青草药**：查看周围环境，选用新鲜草药捣烂外敷伤口周围，不可用草药覆盖伤口。具有清解蛇毒的草药有：七叶一枝花、杠板归、葎草、白花蛇舌草、半边莲、半枝莲、野菊花、虎杖、鬼针草、鱼腥草、蛇莓、八角莲、酢浆草、苦菜、辣蓼、鸭跖草等。

8.**内服解毒药物**：

（1）蛇伤胶囊（黄氏蛇伤流派方），一次 3~5 粒，一日 3~4 次。

（2）季德胜蛇药片，首次 20 片，其后每 6 小时服 10 片。

（3）若无成药，亦可选用上述青草药捣烂绞汁内服。

（4）若有米醋，急饮一大口，30~60 毫升，可防止蛇毒扩散过快。

野外毒蛇咬伤紧急处理有哪些注意事项

1.要紧紧抓住毒蛇咬伤半小时内的黄金时间，尽快排毒。每排出或破坏一分蛇毒，就能减少一分蛇毒对人体组织的破坏，机体恢复就会更快。如果早期局部处理不及时，蛇毒将会通过淋巴循环或血液循环在体内迅速扩散，进而造成人体组织损害，甚至危及生命。

2.记住蛇的基本特征，如蛇形、蛇头、蛇体和颜色，有条件可拍摄致伤蛇的照片，以便医生辨认。现场最好不要试图捕捉或追打毒蛇，以免被二次咬伤。

野外如何预防毒蛇咬伤

毒蛇咬伤的患者多为从事农业劳动、野外勘察作业、野外训练、郊游人员。一般情况下，毒蛇不会主动袭击人，当人类侵犯毒蛇领地、或触碰毒蛇，毒蛇出于自卫本能，才会袭击人。野外作业或郊游时，如何预防毒蛇咬伤，尤为重要。

1. 避免与蛇（特别是毒蛇）接触。在野外遇见蛇（特别是毒蛇）要绕道行走，或打草惊蛇。遇见毒蛇不要逗能，更不要试图捕捉，以免意外发生。蛇是大自然的一员，是维护自然界平衡的重要力量。所有的野外蛇种均为受国家保护的野生动物，其中有不少蛇种为国家重点保护对象，如蟒蛇、蕲蛇、银环蛇等。

2. 熟知毒蛇的习性及活动规律：蛇的活动有一定规律，熟知本地区常见毒蛇的生活习性及活动规律，能有效预防毒蛇咬伤。

3. 野外活动时个人防护措施：

（1）野外活动时要做好个人防护，如戴笠帽、手套，穿长袖衣裤、布鞋、胶鞋等，避免肢体无防护暴露。

（2）护林、割稻、勘察、郊游时用随手携带的工具、棍棒拨打地面和荒草，蛇会受到惊吓后逃离，即所谓的"打草惊蛇"，走过林间树下，也要注意头上的安全。

（3）夜晚外出时要带照明工具及棍棒，不宜执火把或灯笼，因五步蛇、竹叶青蛇、烙铁头蛇等毒蛇有扑火习性，银环蛇夜间见到光亮，会跟随人影而咬人。

（4）在山区溪流边用水时，要先看看周围岩石、草丛、树枝上是否有蛇。

（5）翻动石块、除草时要警惕，蛇经常藏匿在乱石堆及阴凉处。

（6）野外出行时随身携带自救工具及药品，如碘伏消毒液、无菌刀片、绷带、季德胜蛇药片等。遇到毒蛇咬伤时可紧急自救。

（7）郊游野营时，选择周围开阔地，清除帐篷周围杂草。帐篷搭好后拉好帐篷门拉链；夜晚外出时，先用手电探查帐篷门前、鞋内有无毒蛇藏匿，确认无毒蛇盘踞周围后方可外出。帐篷周围撒上鲜石灰粉或者喷洒风油精、花露水等具有刺激性气味的液体。

（8）野外遭遇毒蛇时，避免惊扰毒蛇，忌惊慌失措逃跑，保持镇静，缓慢后退后，与毒蛇保持一定距离，待毒蛇自行离去，或自我绕道行走。如遇毒蛇主动攻击时，要逃避毒蛇的追赶，应该注意转移方向，因毒蛇的转弯是有困难的，从蛇走的两侧逃避比较安全。

毒蛇咬伤后可以活动吗

毒蛇咬伤后剧烈活动可导致血管扩张，血流速度加快，造成毒素在体内吸收、扩散速度加快。正确做法是避免剧烈活动，减少走动，沉着冷静，立即就地进行伤口自救处理，同时进行呼救，由陪同人员背送就医或者拨打"120"转运。

被五步蛇咬伤是不是走五步就会死

五步蛇为剧毒蛇，蛇毒含混合毒素，同时包含血液毒素和细胞毒素。被该类毒蛇咬伤后会造成内出血和组织溃烂、坏死，甚至迅速导致死亡。将其命名为五步蛇是为了引起人们对该蛇的重视，注意避让，并非走五步会死。

毒蛇咬伤手指后，是不是需要断指才能保命

除眼镜王蛇咬伤中毒后未经任何自救处理，最快可在半小时内致死，其余毒蛇咬伤，伤口经初步处理后紧急送医院做进一步治疗，一般均可康复。若被毒蛇咬伤后自行断指，可导致血管、神经、肌肉、骨骼损伤，近期容易出现创面感染加重、失血加重甚至休克，远期可造成肢体残疾。

民间判断是否为毒蛇咬伤有哪些简易方法

蛇伤后判断是否为毒蛇咬伤或无毒蛇咬伤，除了根据伤口局部症状及全身反应外，民间还有以下几个办法判断是否为毒蛇咬伤。

取旱烟筒或烟斗中少许油垢放入口中，或取水烟袋中的旱烟油，冲凉开水含漱，如觉得味道不辣反而甘甜，便是毒蛇咬伤。毒蛇咬伤，尤其是神经毒类蛇伤，由于蛇毒对神经的麻痹作用，使味觉神经失去正常的生理功能，故"烟杆味辣，服之反甜"。

或用生黄豆一把咀嚼，若觉甜者为毒蛇咬伤。

或咀嚼辣蓼，不辣者，为毒蛇咬伤。

或咀嚼辣椒，不辣者，为毒蛇咬伤。

被毒蛇咬伤后能用口吸吮排毒吗

口腔内舌下黏膜、血管丰富，吸吮蛇咬伤口，蛇毒将通过舌下血管直接吸收进入血液循环，施救者同样会产生中毒。同时吸吮者不可能将吸出的毒液全部吐出，部分毒液残留口腔，有可能造成吸吮者中毒。特别是有口腔黏膜破损或龋齿者，更容易吸收毒素，造成中毒。因此不可用口吸吮排毒。

火焰直烧法可否用于蛇伤急救

蛇毒的化学成分主要为蛋白质、多肽物质等，蛇毒不耐高温，加热至65℃以上时会发生变性。当毒蛇将毒液注入人体组织内，犹如用注射器将液体注入人体，蛇毒以浸润分布形式存在。打火机火焰温度一般是280~500℃。将火焰直接对准蛇咬伤口进行烧灼，皮肤温度升高到55~60℃时，皮肤组织可发生坏死。或许蛇毒未发生高温变性时，皮肤组织已发生烧伤坏死。因此，不主张蛇伤急救时用打火机火焰直接烧灼伤口。

毒蛇咬伤伤口切开是否越大越深越好

毒蛇咬伤伤口切开以超出牙间距前后部分，深度至皮下为度，不可切开过长过深，切开过长过深，会破坏皮下血管，导致出血加剧，加速毒素吸收。亦不提倡"+"或"米"字形切开，照此切开会导致伤肢因局部肿胀后创面外翻，对创面后期愈合不利。

蛇毒液入眼后如何处理

蛇毒液入眼，多为眼镜蛇喷毒时射入，症状可见：眼部剧烈胀痛、眼眶周围红肿麻木、结膜充血水肿、视物模糊，伴头晕、恶心等。若不及时处理，可导致视力下降，甚至失明。急救方法：现场立即使用清水或生理盐水反复冲洗眼部；外用氯霉素、左氧氟沙星等抗生素滴眼液预防眼内炎。原则上不要使用抗蛇毒血清和激素，治疗期间避免光刺激。

毒蛇咬伤后需要注射抗蛇毒血清吗

抗蛇毒血清是用一种或多种蛇毒对动物（马或绵羊）进行免疫后，从产生免疫后的动物（马或绵羊）血浆中提取出来的免疫球蛋白。毒蛇咬伤后使用抗蛇毒血清能迅速中和体内游离蛇毒，避免蛇毒对机体产生进一步损害。抗蛇毒血清是目前治疗毒蛇咬伤中毒唯一切实有效的药物。

目前我国有哪几种抗蛇毒血清

目前我国有抗银环蛇毒血清、抗蝮蛇毒血清、抗五步蛇毒血清和抗眼镜蛇毒血清 4 种，它们都是单价精制血清。

毒蛇咬伤几天后再注射抗蛇毒血清还有用吗

有用。由于抗蛇毒血清只对游离在血液中的毒素起作用，而对已与靶细胞结合了的毒素无中和能力，因此，推荐使用的时间窗为毒蛇咬伤后 24 小时以内（尤以 6 小时以内为佳）应用抗蛇毒血清疗效最好，超过 24 小时后应用则疗效较差，时间愈长，疗效愈差。但只要中毒症状持续存在，几天甚至几周仍可考虑使用。

孕妇被毒蛇咬伤能使用抗蛇毒血清吗

能。蛇毒与抗蛇毒血清主要成分为蛋白质，蛋白质属于大分子物质，其不能通过胎盘屏障影响胎儿。但是孕妇被毒蛇咬伤后导致的并发症会对胎儿产生危害，早期足量使用抗蛇毒血清可降低孕妇蛇毒液中毒所产生的并发症。

毒蛇咬伤后能否哺乳

虽然目前尚无相关文献证明乳母在哺乳期被毒蛇咬伤后对哺乳是否有影响，但几乎所有药物都能通过血浆－乳汁屏障转运到乳汁中，故毒蛇咬伤后建议暂停母乳喂养，治疗期间将乳汁吸出丢弃，待治愈后再开始哺乳。

毒蛇咬伤需要预防破伤风吗

毒蛇口腔及毒牙可能带有破伤风梭菌，毒蛇和无毒蛇咬伤均应按常规预防破伤风感染。

儿童被毒蛇咬伤，抗蛇毒血清使用需要减量吗

被毒蛇咬伤后，蛇毒进入人体组织内的毒量成人与儿童是相同的，儿童体表面积、体重更小，被毒蛇咬伤后中毒程度较成人更为严重，因此，儿童被毒蛇咬伤后抗蛇毒血清用量应与成人一致。

破坏蛇毒的方法还有哪些

蛇毒为毒性蛋白，蛋白质可因药物、强碱、强氧化剂、还原剂、重金属盐类、及蛋白酶等发生变性，从而使部分毒性丧失，故临床上常用高锰酸钾溶液（氧化剂）冲洗伤口，胰蛋白酶、糜蛋白酶局部注射解毒治疗。

毒蛇咬伤后能否饮酒

酒味辛，性热，有活血通脉、载药通行经脉的作用，蛇伤后单独饮酒会加速血液循环、扩张血管，加速毒素吸收与扩散，因此毒蛇咬伤后不能单独饮酒。但是我国民间部分蛇伤中成药、验方中有将酒作为浸剂或药引，饮用后无中毒加重表现，

且疗效显著。究其原因，可能存在以下理由：酒为有机溶液，能有效溶出药物成分，部分草药经过酒浸后，有效成分充分溶于酒中，饮用解毒蛇药酒可加速药物在体内扩散，载药直达病所，使药物充分与蛇毒产生拮抗作用，从而产生解毒作用。

民间常用雄黄驱蛇，有效吗

雄黄是一种硫化物类矿物，含有二硫化二砷，有异味。研究表明，蛇并不惧怕雄黄，但蛇会对有雄黄的地方产生回避行为，硫含量高的地方一般无蛇。因为蛇拥有灵敏的嗅觉，蛇信能收集空气中微弱的气味分子，雄黄里的硫化物，会对蛇的嗅觉感受器造成很大刺激，让蛇感到不适，从而产生躲避行为。由于市面上不易买到雄黄，民间有用鹅毛、鸡毛烧灰替代，效果也不错。

民间治疗毒蛇咬伤后为何用醋

民间有用青草药七叶一枝花、八角莲同醋研磨外敷患处的验方。《证治准绳》也有"凡被毒蛇咬伤，急饮好醋1~2碗，令毒气不随血走"的记载。中医认为，醋味酸，能收、能涩，具有收敛、固涩的作用。青草药运用醋作为溶剂，能延缓蛇毒扩散，将蛇毒局限于局部，具有箍围的意义。同时醋还具有散瘀、消肿的作用。

蛇伤治疗期间，护理方面需要注意什么

蛇伤早期均要严密观察病情变化，注意血压、脉搏、呼吸及出血情况等，要嘱蛇伤患者卧床休息。伤肢应置于低位，以利于毒液排出。观察伤口渗液情况，伤口渗液多，全层敷料浸透，需及时更换敷料，避免伤口感染。记录患者排便情况及次数。保持室内安静、清洁。

毒蛇咬伤后为何要记录患者排便情况及次数

蛇伤早期，患者体内的蛇毒为游离毒素，主要从肾脏排出；蛇伤中后期，

蛇毒与靶细胞结合后，须在网状内皮系统和肝脏解毒。蛇伤中毒后，通过利尿、通便来排泄毒素，使邪有出路，故民间有"治蛇不泄，蛇毒内结，二便不通，蛇毒内攻"的说法。因此需要记录蛇伤患者排便情况及次数。蛇伤解毒中草药一般具有利尿、通便作用，大便成形且每日在1~4次则无碍，若大便次数超过4次或呈水样便或便秘，则需调整用药，或进一步检查处理。

蛇伤患者治疗期间可以进食哪些食物

蛇伤治疗过程中饮食是不可忽视的重要环节，原则上要以营养丰富、易于消化、清淡多汁的食物为主。每日补充足够的热量和维生素，充足的营养与水分，能增强机体抵抗力，有利于毒素排泄。主食如：稀饭、米汤、面类、小米粥等；蔬菜类如：苦瓜、苦菜、空心菜、地瓜叶、冬瓜、丝瓜（或八角瓜）、青瓜、西红柿等；肉类如：瘦猪肉汤、猪排骨汤、水鸭母汤等；水果类如：西瓜、梨子、苹果、山楂、葡萄；其他点心如：绿豆汤、赤小豆汤等。

蛇伤后哪些食物需要忌口

在中医药食同源理论指导下，蛇伤忌口尤为重要，饮食是蛇伤治疗过程中的一个重要环节，轻则病情缠绵难愈，重则病情加剧（如溶血、出血、肿胀、疼痛加剧等）。以下食物在蛇伤治疗期间是需要忌口的：①肉类：如牛肉、羊肉、鹅肉、猪头肉、鱼、虾、蟹、公鸡等。②蔬菜类：如韭菜、芋头、南瓜、甘薯、香菇、竹笋、豆芽、菠菜、葱、姜、蒜等。③水果类：如香蕉、菠萝、荔枝、龙眼、芒果、榴莲等热带水果。④辛辣燥热、煎炸炙煿、生冷及不易消化类食物。

蛇伤患者饮食忌口时间需要多久

从毒蛇咬伤至患肢肿痛消退都需忌口。早期患者中毒症状重，忌口尤其重要，后期，患者毒祛体虚，需注意营养补充，以利机体恢复。

蛇伤患者能否吃鸡蛋

蛇伤早期禁吃鸡蛋。鸡蛋富含高蛋白，蛋黄富含卵磷脂，蛇毒中的磷脂酶A能使鸡蛋的卵磷脂水解成溶血卵磷脂，引起溶血反应，加重肝、肾负担，造成局部肿胀、疼痛加剧。

蛇伤患者能否喝牛奶

蛇伤患者早期不建议喝牛奶。牛奶富含蛋白质及多种微量元素，对人体营养价值极高，但是牛奶属于"发物"，过敏体质者服用，容易合并其他病症。部分人对牛奶中的乳糖不耐受，易引起胀气，同时也会影响蛇药的吸收。

蛇伤患者禁食"发物"，何为发物

中医"发物"理论源远流长，一般多习称辛热物、海鲜物、腥发物等，其致病具发热、发疮、发毒、动火、动风、助湿、生痰、动气、积冷的特点。发物包含广义和狭义两方面。广义上指：在健康人正常摄入，或患病服药及病后调理的饮食过程中，因饮食不当而诱发某种病症产生、激发新病、妨碍或加重病情、影响机体康复的一类食物。狭义上指：能导致类似于现代医学所指变态反应性疾病的食入性食物。

蛇伤患者能吃海鲜吗

中医认为海鲜属动风"发物"，包括带鱼、黄瓜鱼、鲳鱼、蚌肉、虾、螃蟹、海带、海蜇、干贝、蛏子、乌贼、海鳗、海鲈鱼、石斑鱼等海鲜类，同时还有鲤鱼、鲫鱼、草鱼、泥鳅、黄鳝等淡水鱼类，对于体质过敏者，易诱发过敏性疾病，还易诱发或加重皮肤疮疡肿毒。

蛇伤患者出院后需要注意的事项

蛇伤痊愈后3个月内不宜从事重体力劳动、长时间站立、行走及房事，避免病情缠绵不消。患肢肿胀未完全消退的患者仍需忌口，并继续用中草药煎汤熏洗患肢，以达到化瘀通络消肿的目的。

毒蛇咬伤后，绑扎是否绑得越紧越好

毒蛇咬伤后，有人认为"绑得越紧越安全，一旦放松绑扎，蛇毒就会扩散，加快死亡"。其实这个认识是不对的，绑扎太紧、太久，肢体缺血时间过长，会导致伤员肢体坏死，被迫截肢，最终不是因为蛇伤致残，而是因为操作不当而致残，酿成悲剧，因此绑扎要松紧适度。

被无毒蛇咬伤需要前往医院治疗吗

需要。无毒蛇咬伤虽然没有明显中毒症状，病情也没有毒蛇咬伤那么严重，但蛇的口腔内含有细菌，咬伤时细菌会进入伤口，容易引起细菌感染，因此被无毒蛇咬伤即使无任何症状，仍要前往医院就诊，接受正规的伤口处置及规范预防破伤风感染。

中医是如何认识和治疗毒蛇咬伤的

千百年来，在与蛇伤疾病的斗争过程中，中医积累了丰富的理论和临床经验。根据蛇伤中毒后临床表现，中医将毒蛇咬伤分为风毒证（神经毒类）、火毒证（血液毒类）和风火毒证（细胞毒、混合毒类）。风毒证类蛇有银环蛇、金环蛇和海蛇；火毒证类蛇有竹叶青蛇、烙铁头蛇、五步蛇（尖吻蝮）；风火毒证类蛇有眼镜蛇、眼镜王蛇和蝮蛇。

在中医理论指导下，毒蛇咬伤后中草药的使用，内服以解毒排毒，外用以截毒消肿，辨清中毒类型，对症用药。总以解毒排毒为要，辨证运用祛风、清热、凉血、止血、泻下、开窍等方法综合治疗。

民间常用蛇药与应用

MINJIAN CHANGYONG
SHEYAO YU YINGYONG

一点红

来　源：为菊科植物一点红 *Emilia sonchifolia* Benth. 的全草。

【别　　名】叶下红（通称），紫鼻草（明溪），红背子草（清流、宁化），小号苦蔓菜、叶底红（尤溪），苦草（大田），牛奶草、蒲公英（永安），兔子奶（沙县）。

【形态特征】一年生草本，高 10~40 厘米。根垂直。茎直立或斜升，稍弯，通常自基部分枝，灰绿色，无毛或被疏短毛。叶互生；茎下部叶卵形，作琴状分裂，边缘有钝齿；茎上部的叶三角状披针形，渐上渐小，通常全缘，基部抱茎；叶背常为淡紫红色。头状花序排列成疏散的伞房花序；花均为管状，两性；小花粉红色或紫色。瘦果，冠毛白色。花期 3~6 月，果期 4~9 月。

【生境分布】生于山坡荒地、田埂、路旁及村庄周围。全市各地均有分布。

【采收加工】夏、秋季采收，鲜用或晒干。

【性味功能】味淡、微苦，性凉。清热解毒，散瘀消肿。

【用量用法】15~30 克，水煎服；外用鲜品适量，捣烂敷患处。

【温馨提示】孕妇慎用。

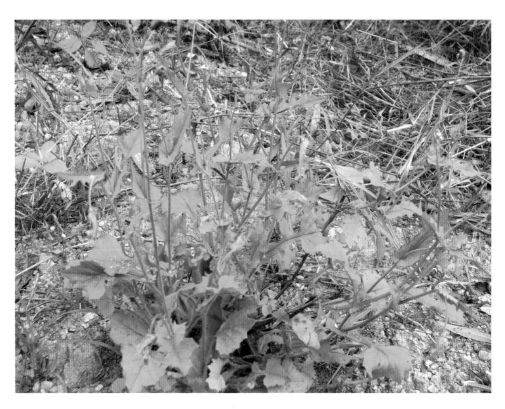

【民间验方】

1. **毒蛇咬伤**：①鲜一点红 100~150 克，水煎服；另取鲜全草适量，捣烂敷患处。②鲜一点红 30~60 克，捣烂绞汁冲酒服，渣敷患处周围。③鲜一点红适量，米饭少许，捣烂敷患处周围。④鲜一点红、马兰、半枝莲、半边莲、犁头尖块根各适量，捣烂敷患处周围。

2. **青竹蛇咬伤**：鲜一点红、醉鱼草、苦瓜叶、丝瓜叶、一枝黄花、黄鹌菜、鸡儿肠各 30 克，捣烂，酌加茶水调匀，取一半自上而下擦洗伤口，一半外敷伤口及肿胀部分。

【参考资料】药理试验表明，醇剂对眼镜蛇毒具有一定的解毒效能。

附　注

同属植物中，功用基本相同的，三明市尚有小一点红 *Emilia prenanthoidea* Thwaites，其主要区别为：植物体较柔弱；下部叶较小，卵形，仅有粗齿，不为琴状分裂，上部叶条状长圆形；总苞片短于花冠；花鲜红色。

■ 一枝黄花

来　　源：为菊科植物一枝黄花 *Solidago decurrens* Lour. 的全草。

【别　　名】百根草、毛利金钗（三元），毛利金钱（三元、永安），黄花仔（三元、沙县），臭头苦萱（尤溪），黄花草（大田、清流、宁化），黄花菜（明溪），黄花子草、太子拾金枪、红头苦斋（清流），癫痫黄花草、小叶黄花母（宁化），黄花鸡子草（泰宁）。

【形态特征】多年生草本，高 20~100 厘米。根多条，丛生，纤细。茎直立，单生或少数簇生，少分枝。叶互生；中部茎叶椭圆形、长椭圆形、卵形或宽披针形，下部楔形渐窄，有具翅的柄，仅中部以上边缘有细齿或全缘；向上叶渐小；下部叶与中部茎叶同形；叶两面、沿脉及叶缘有短柔毛或下面无毛。头状花序排列成腋生或顶生的总状花序；花黄色，缘花舌状，盘花管状。瘦果无毛。花、果期为夏、秋两季。

【生境分布】生于山坡草地、路旁、灌丛中。全市各地均有分布。

【采收加工】夏、秋季采收，鲜用或晒干。

【性味功能】味辛、苦，性平。清热解毒，消肿止痛。

【用量用法】9~30 克，水煎服；外用适量，捣烂敷或煎水洗患处。

【温馨提示】孕妇忌服。

【民间验方】

1. 毒蛇咬伤：①鲜一枝黄花 15~30 克，水、酒各半炖服，渣捣冷饭外敷。②鲜一枝黄花叶适量，捣烂绞汁约 1 杯，冲酒服，渣敷伤口周围。③一枝黄花 45 克，盐肤木 60 克，水煎服。④一枝黄花 30 克，水煎，加蜂蜜 30 克调服；外用鲜全草适量，酌加酒糟，捣烂敷患处周围。⑤鲜一枝黄花根、薯蓣根各等量，捣烂外敷；另取竹叶椒果 15 克，水煎代茶。⑥鲜一枝黄花全草 30 克，鲜爵床 60 克，捣汁冲酒服，每日 1~2 次。⑦鲜一枝黄花 30~90 克，水煎服；另取鲜一枝黄花叶、石胡荽各适量，捣烂敷患处周围。⑧一枝黄花根 6~15 克，研末服；另取鲜根适量，捣烂敷伤口及百会穴。⑨一枝黄花、半边莲、鬼针草各 30 克，水煎，加酒少许服，日服 1~2 剂，渣敷患处周围。⑩一枝黄花 60 克，水煎，日服 1~2 剂；另取鲜犁头尖块根 3 粒，雄黄少许，捣烂敷患处周围。⑪鲜一枝黄花、仙鹤草各适量，捣烂敷患处周围。⑫鲜一枝黄花 30 克，绞汁，酌加蜂蜜调服；另取鲜叶适量，捣烂敷患处周围及肿处。⑬鲜一枝黄花、一见喜叶各 30 克，捣汁，酌加糯米酒调服，渣敷患处周围。⑭鲜一枝黄花叶适量，食盐少许，捣烂敷患处周围。⑮鲜一枝黄花叶适量，烧酒少许，捣烂敷患处周围；另取鲜叶 120 克，捣汁，加入烧酒少许调服。⑯鲜一枝黄花、金毛耳草、星宿菜各 45 克，捣汁，酌加酒调服。

2.血循环性毒蛇和神经性毒蛇咬伤： 鲜一枝黄花、黄毛耳草、星宿菜各 50 克，捣汁酌加白酒调服，日 1 剂。

3.青竹蛇咬伤： 鲜一枝黄花 30~60 克，捣烂，加冷井水、家酿酒各 50 毫升，煮沸服，渣敷患处周围。

4.毒蛇咬伤、咽喉肿痛： 一枝黄花全草 30 克，马兰 20 克，水煎服。

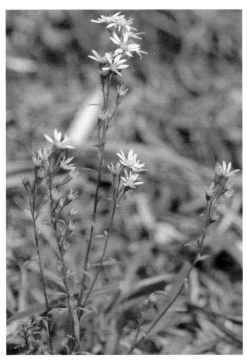
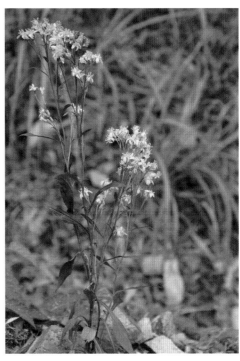

丁癸草

来　源：为豆科植物丁癸草 *Zornia diphylla* (L.) Eers. [*Z.gibbosa* Spanog.，*Z.cantoniensis* Mohlenb.] 的全草。

【别　　名】人字草、苍蝇翼（宁化）。

【形态特征】多年生矮小草本，高 15~60 厘米。茎丛生，多分枝，纤细，披散或直立。小叶 2 片，人字形着生于叶柄顶端，故有"人字草"之称；叶片披针形，先端急尖，基部偏斜或近圆形，全缘；托叶狭披针形。总状花序腋生，有花 2~6 朵；花冠黄色，蝶形。荚果有 2~6 节，荚节近圆形，有明显的细脉及刺。花果期 3~10 月。

【生境分布】生于山坡、田边、草地、溪河边。分布于三元、将乐、明溪、清流、宁化。

【采收加工】夏、秋季采收，鲜用或晒干。

【性味功能】味甘、淡，性凉。清热利湿，散瘀止痛，解毒消肿。

【用量用法】15~30 克，水煎服；外用鲜品适量，捣烂敷患处。

【民间验方】

1.毒蛇咬伤：①鲜丁癸草捣烂取汁服，每次 20~30 克，每日 3~4 次，渣敷伤口周围。②丁癸草 15~30 克，鬼针草 20 克，韩信草、草珊瑚各 15 克，水煎服。

2.竹叶青类毒蛇咬伤：①鲜丁癸草根 100 克，捣汁 1 小杯服，渣敷伤口周围，6 小时后再服再敷。②鲜丁癸草 120 克，捣汁顿服，渣敷伤处，每日 2~3 次。

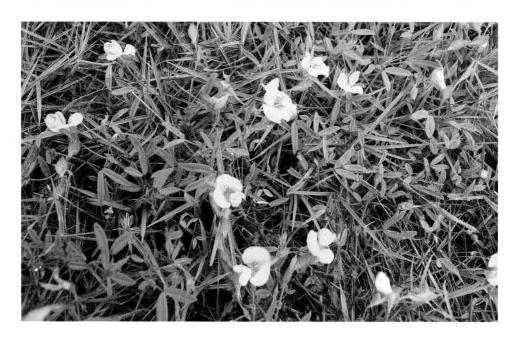

七叶一枝花

来　源：为百合科植物七叶一枝花 *Paris polyphylla* Smith 的根茎。

【别　　名】蚤休、重楼、草河车（通称），七层楼（三元、大田、尤溪），七皮莲（永安、清流），七皮叶（清流），八角莲（宁化），七叶莲（尤溪、沙县），七层塔、七层剑（大田）。

【形态特征】多年生草本。根状茎横卧，粗壮，结节明显。茎单一，直立，圆柱形，基部带紫红色。叶（5~）7~10 片，轮生茎顶，矩圆形、椭圆形或卵状披针形，先端急尖或渐尖，基部圆形或宽楔形，全缘；叶柄长 3~6 厘米，略带紫红色。花单生茎顶，梗长达 10 多厘米；花被两轮，内轮花被常比外轮花被片长；花药与花丝近相等或稍长于花丝。蒴果球形，成熟时绿带紫色；种子红色，多数。花期 4~7 月，果期 8~10 月。

【生境分布】生于山坡林下、沟谷阴湿处，或栽培。全市各地均有分布。

【采收加工】夏、秋季采挖，鲜用或晒干。

【性味功能】味苦，性微寒；有小毒。清热解毒，消肿止痛。

【用量用法】3~10 克，水煎服。外用适量，捣烂敷或研末调敷患处。

【温馨提示】本品有小毒，服用过量可致中毒，出现恶心、呕吐、头痛，严重者引起痉挛；孕妇忌服。

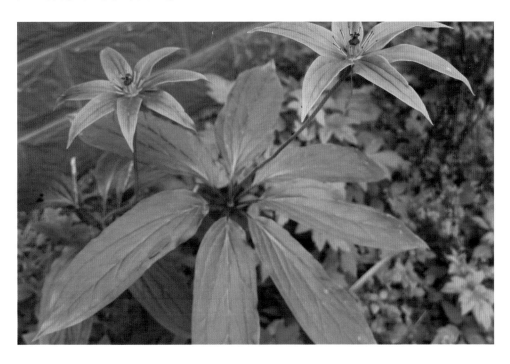

【民间验方】

1. **毒蛇咬伤:** ①鲜七叶一枝花适量,磨冷开水涂伤口周围;另取鲜七叶一枝花 15 克,捣汁内服。②七叶一枝花 9 克,白花蛇舌草、半边莲各 30 克,水煎服。③七叶一枝花研末,每次 6 克,开水送服,每日 2~3 次;另以鲜根茎适量,酌加甜酒酿捣烂,敷伤口周围。④七叶一枝花 9 克,半边莲 30 克,蒲公英、大蓟根、金银花、虎杖根各 15 克,水煎服;渣捣烂敷伤口周围。⑤七叶一枝花 9 克,半枝莲、一见喜、白花蛇舌草各 30 克,水煎服,每日 1~2 剂。⑥七叶一枝花 30 克,青木香 60 克,研末,每次 4 克,温开水送服。⑦鲜七叶一枝花适量,磨米泔水涂患处;另取干根研末,每次服 3 克。⑧七叶一枝花 10 克,半边莲、星宿菜、金毛耳草各 15 克,水煎服。⑨七叶一枝花 6 克,半边莲 30 克,蒲公英、大蓟根、金银花、虎杖各 15 克,水煎服。⑩七叶一枝花用童便浸泡 1 昼夜,取出晒干,反复浸晒 7 次。蛇伤时,取药末 3 克,冷开水送服,并磨醋涂肿胀处。

2. **蛇伤溃疡久不收口:** 七叶一枝花、白及各 30 克,研细末,清洁疮面后均匀撒布,外加固定,每日 1~2 次。

3. **毒蛇咬伤致使血液中毒:** 七叶一枝花、王瓜根、徐长卿、蒲公英各 15 克,枳壳、栀子(炒)、半边莲、八角莲各 9 克,大黄、连翘各 12 克,野菊花、紫花地丁各 18 克,水煎服。

4. **蛇伤红肿:** 七叶一枝花研末,用醋、猪油调成膏,涂敷患处周围,不仅可散红消肿,且可防止创口腐溃发烂。

5. **毒蛇咬伤后,出现中枢神经麻痹的危症:** 七叶一枝花、八角莲、五灵脂各 15 克,独活、吴茱萸、桂枝各 9 克,甘草 6 克,水煎浓汁后加麝香末 0.4 克,频频灌服。

附　　注

1. 七叶一枝花已列入濒危药用植物范畴,三明市野生资源已越来越少,应注意加强保护及开展野生变家种的研究。

2. 功用基本相同的,三明市尚有其变种华重楼 P. polyphylla var. chinensis (Franch.) Hara,其主要区别点为:叶通常 7 片轮生,叶柄长 1~3 厘米;内轮花被片比外轮花被片短,花药长为花丝的 3~4 倍。

八角莲

来　源：为小檗科植物八角莲 *Dysosma versipellis*（Hance）M.Cheng ex Ying，的根、根茎。

【别　　名】八角金盘、鬼臼（通称），野南瓜（永安），旱八角（沙县）。

【形态特征】多年生草本。根茎粗壮，结节明显。茎直立，高 20~50 厘米。叶互生；茎生叶 1 片，或有时 2 片，盾状着生；叶片圆形或近圆形，5~9 浅裂，裂片阔三角状卵圆形、卵状长圆形或倒卵状长圆形，先端锐尖，边缘有针状细齿。花 5~10 朵簇生于叶柄顶部靠近叶基处，花下垂，花瓣 6，紫红色。浆果近球形或椭圆形，黑色。花期 4~5 月，果期 9~10 月。

【生境分布】生于山坡林下阴湿处，或有零星少量栽培。全市各地均有分布。

【采收加工】夏、秋季采收，鲜用或晒干。

【性味功能】味苦、辛，性凉；有毒。清热解毒，祛瘀止痛，化痰散结。

【用量用法】3~9 克，水煎服；外用鲜品适量，捣烂敷患处。

【温馨提示】孕妇忌服。

【民间验方】

1. 毒蛇咬伤：①八角莲、绿豆各 15 克，徐长卿 12 克，白芷 18 克，加水捣烂敷患处。②八角莲 15 克，磨第 2 次米泔水，温服。③八角莲 15 克，捣烂，酌加酒冲服，渣敷伤处周围。④鲜八角莲、七叶一枝花、生半夏各适量，捣烂敷患处。⑤八角莲、七叶一枝花各 6 克，水煎，冲烧酒服。⑥鲜八角莲适量，食盐少许，捣烂敷伤口周围。⑥八角莲、七叶一枝花、三桠苦、鬼针草、半枝莲各 9 克，水煎服。⑦八角莲 24 克，百两金 30 克，半枝莲 15 克，研末，每日 1 剂，分 4~6 次服，用半边莲或鹅掌金星草各 15 克，取汁兑服。⑧八角莲、七叶一枝花、白芷、甘草各 6 克，煎水代茶饮；另取八角莲、七叶一枝花磨酒涂擦伤口周围。

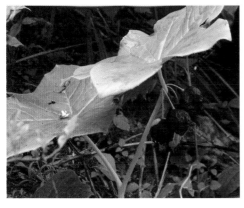
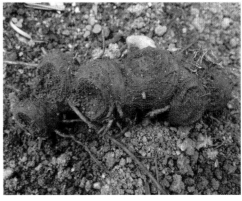

2.青竹蛇咬伤: 八角莲适量,捣烂,冲酒服;另取八角莲适量,磨醋涂伤口周围及上方。

附　注

1.同属植物中,功用基本相同的,三明市尚有六角莲 *D. pleiantha* (Hance) Woods. 其主要区别为叶对生;花生于 2 片茎生叶叶柄的交叉处。

2.《有毒中草药大辞典》:"误食可引起口苦舌麻,恶心,呕吐,昏迷等。可对症处理。"

3.八角莲为国家二级重点保护野生植物,系我国特有濒危种,是一种重要的药用植物。由于过度采挖,三明市野生资源濒临枯竭,保护现有野生资源,发展生产,应引起重视。

了哥王

来　源：为瑞香科植物了哥王 *Wikstroemia indica* (Linn.) C. A. Mey. 根及茎叶。

【别　　名】南岭尧花、地棉根（通称），金腰带（建宁、宁化、将乐、三元），山埔银、棉藤子（宁化），地菊了根、鸭了串、豆兰子根（清流），大叶瓜子金（明溪），革皮、雷公草垫、山蒲红、金包银、贼子裤带、山角皮、山埔仑（大田），贼裤头带（永安），山砒霜、尧花（三元），贼裤带（三元、明溪），惊天雷（泰宁），埔红（尤溪）。

【形态特征】小灌木，高达 1 米。根皮或茎皮含绵状纤维，不易折断。茎直立，多分枝，小枝红褐色。叶对生；几无柄；叶片倒卵形至长椭圆形，先端钝或短尖，基部楔形，全缘。花黄绿色，数朵顶生，排成聚伞状伞形花序或极短的头状花序。核果卵形或椭圆形，熟时红色。花期 7~9 月，果期 8~10 月。

【生境分布】生于向阳山坡、灌丛、路旁。全市各地均有分布。

【采收加工】根全年均可采收，茎叶夏、秋季采收，鲜用或晒干。

【性味功能】味苦、微辛，性寒；有毒。清热解毒，破瘀散结，逐水消肿，攻毒止痛。

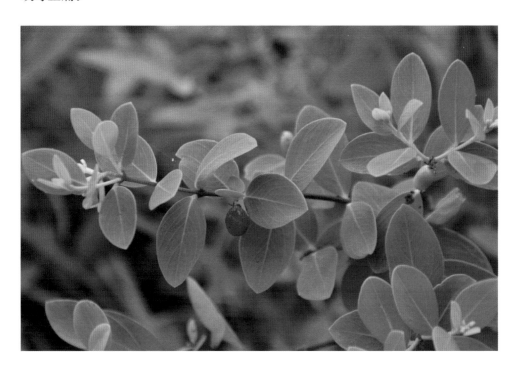

【用量用法】6~10 克，水煎服，宜久煎；外用适量，捣烂敷或煎水洗患处。

【温馨提示】孕妇忌服。本品服用过量主要引起胃肠道症状，如剧烈呕吐、腹痛、腹泻。如中毒可对症治疗，或食米汤或白粥止泻。久煎（4 小时以上）可降低其毒性；本品在加工、粉碎时，易引起皮肤过敏，应注意防护。

【民间验方】

1. **毒蛇咬伤：**①了哥王根适量，磨醋涂患处，干则再涂。②了哥王根晒干，九蒸九晒，每服 15~30 克，煎水温服。③了哥王根 30 克，地耳草、白马骨、盐肤木各 15~30 克，共煎水 5 碗，先饮半碗（不可多饮），余药洗患处。

2. **蛇伤后，腹胀如鼓，大便未通者：**鲜了哥王根 9~15 克，水煎服（须煎 3 小时以上，以降低其毒性），最多只能服 2 剂。

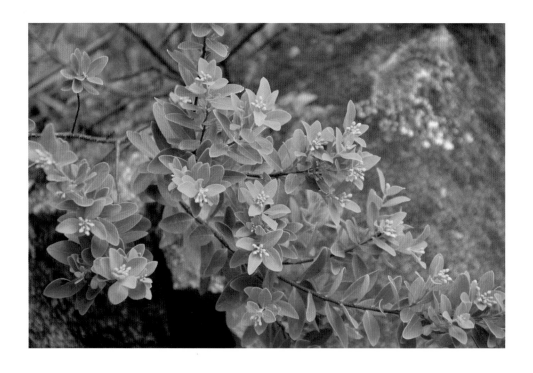

三叶委陵菜

来　源：为蔷薇科植物三叶委陵菜 *Potentilla freyniana* Bornm. 的根及全草。

【别　　名】三叶蛇子草（宁化）。

【形态特征】多年生草本，高 8~25 厘米。有纤匍枝或不明显。根分枝多，簇生。花茎纤细，直立或上升，被平铺或开展疏柔毛。基生叶掌状 3 出复叶；小叶片长圆形、卵形或椭圆形，顶端急尖或圆钝，基部楔形或宽楔形，边缘有多数急尖锯齿，两面疏生平铺柔毛，下面沿脉较密。伞房状聚伞花序顶生，多花；花瓣淡黄色。成熟瘦果卵球形，表面有显著脉纹。花果期 3~6 月。

【生境分布】生于山坡湿地、路旁、溪沟边。分布于三元、永安、明溪、宁化、建宁、泰宁、大田、尤溪。

【采收加工】夏、秋季采收，鲜用或晒干。

【性味功能】味苦、涩，性微寒。清热解毒，凉血止血。

【用量用法】10~15 克，水煎服；外用适量，捣烂敷或煎水洗患处。

【民间验方】

蝮蛇咬伤：三叶委陵菜根 10~15 克，水煎，一次服完，或研末吞服，每日 2~3 剂；另取三叶委陵菜根磨醋涂伤处周围，每日数次。

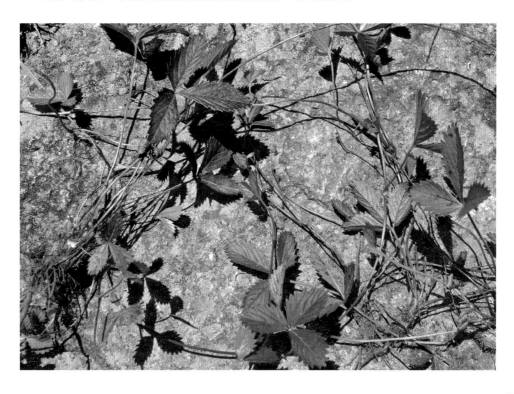

三叶崖爬藤

来　源：为葡萄科植物三叶崖爬藤 *Tetrastigma hemsleyanum* Diels et Gilg 的块根及茎叶。

【别　　名】三叶青、石老鼠（通称）。

【形态特征】多年生常绿草质藤本，长可达 10 米。块根卵形或椭圆形，棕褐色。茎枝纤细柔弱，着地部分节上生根。卷须与叶对生，不分枝。掌状复叶互生；小叶 3，草质，中间小叶较大，卵状披针形，两侧小叶基部偏斜，边缘疏生小锯齿。花单性，雌雄异株，聚伞花序腋生；花小，黄绿色。浆果球形，红褐色，成熟时黑色。花期 4~5 月，果期 7~9 月。

【生境分布】生于溪谷、林下、山沟、阴湿山坡、路旁灌丛中，或栽培。全市各地均有分布。

【采收加工】全年可采，鲜用或晒干。

【性味功能】味微苦、辛，性凉。清热解毒，祛风活血，消肿止痛。

【用量用法】5~12 克，水煎服；外用适量，捣烂敷或磨汁涂患处。

【温馨提示】孕妇忌服。

【民间验方】

1. 毒蛇咬伤：①鲜三叶青块根适量，捣烂绞汁，部分内服，部分外敷或调醋外敷。②三叶青块根磨白酒涂患处周围，日数次。③浸酒的三叶青块根 3~6 克，立即嚼服。④三叶青块根 9~15 克，磨醋内服，日 3 次，并涂敷伤口周围及肿胀处。⑤三叶青 15~30 克，水煎服；另取块根 2~3 个捣烂，贴敷百会穴；伤口周围用鲜三叶青、筋骨草、乌蔹莓、鸭跖草各适量，捣烂外敷。

2. 银环蛇咬伤：①鲜三叶青全草或块根 60~100 克，酌加冷开水，捣烂取汁。内服药汁 1 小杯，并用余下药汁涂擦伤处，每日数次。②鲜三叶青块根 2~3 个，捣烂，剪去头顶的头发，将药敷于囟门处（百会穴），稍加固定，每日换药 3~4 次。

3. 五步蛇咬伤：鲜三叶青块根 30~60 克（干品减半），水煎，顿服，或分 2 次服，每日 1~2 剂。

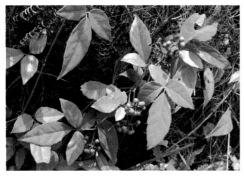
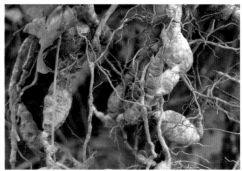

■ 三脉紫菀

来　源：为菊科植物三脉紫菀 *Aster trinervius* subsp. *Ageratoides* (Turcz.) Grierson [*Aster ageratoides* Turcz.] 的全草或根。

【别　　名】三脉叶马兰（通称），红管药、山马兰、白花马兰、山白菊（宁化），六月雪（泰宁），六月兰（大田）。

【形态特征】多年生草本，高 40~100 厘米。茎有棱及沟，被柔毛或粗毛。下部叶在花期枯萎；中部叶通常卵圆形或卵圆状披针形，先端渐尖，边缘有 3~7 对锯齿；上部叶渐小，全缘或有浅齿；有离基三出脉。头状花序在上部排列成伞房状或圆锥伞房状；舌状花白色；管状花黄色。瘦果倒卵状长圆形；冠毛污白色或浅红褐色。花果期 5~11 月。

【生境分布】生于林下、林缘、灌丛、山坡湿地。全市各地均有分布。

【采收加工】夏、秋季采收，鲜用或晒干。

【性味功能】味苦、辛，性凉。清热解毒，止咳化痰，凉血止血。

【用量用法】15~60 克，水煎服；外用鲜品适量，捣烂敷患处。

【民间验方】

1. 毒蛇咬伤：鲜三脉紫菀根适量，捣烂，敷伤口周围及上方。

2. 蕲蛇咬伤：鲜三脉紫菀根、小槐花根各 30 克，捣烂绞汁服；另取上药捣烂敷伤口周围，每日换药 2 次。

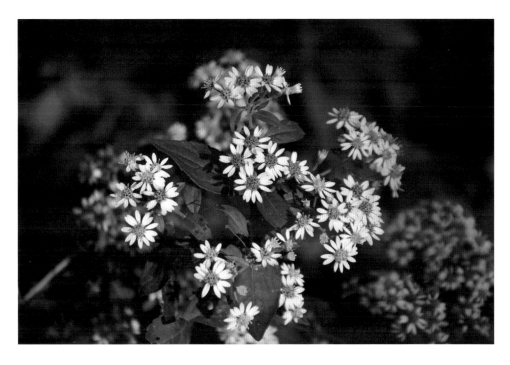

三叶鬼针草

来　源：为菊科植物鬼针草 *Bidens pilosa* Linn. 的全草。

【别　　名】三叶钻子夹草、双嘴荚草、棘荚子（宁化）、三叶草、鬼黄花、黄花母（大田），溪坑草（明溪），龙先草（永安），黏身草（沙县），草蛙坪（尤溪），狗屎粘（建宁），鬼钉草（泰宁）。

【形态特征】一年生草本。茎直立，钝四棱形。茎下部叶较小，3 裂或不分裂，花期前枯萎；中部叶三出，小叶 3 枚，稀 5（~7）羽状复叶，顶生小叶较大，长圆形或卵状长圆形，两侧小叶较小，椭圆形或卵状椭圆形，边缘有锯齿；上部叶更小，3 裂或不分裂，条状披针形。头状花序单生；无舌状花，全为管状花。瘦果条形，具棱，先端芒刺 3~4 条，具倒刺毛。花果期 3~12 月。

【生境分布】生于荒野、山坡、路旁、村旁。全市各地均有分布。

【采收加工】夏、秋季采收，鲜用或晒干。

【性味功能】味甘、微苦，性微凉。清热解毒，散瘀消肿。

【用量用法】15~30 克，水煎服；外用鲜品适量，捣烂敷患处。

【民间验方】

1. 毒蛇咬伤：①鲜鬼针草、半边莲、爵床各 30 克，捣烂绞汁服或水煎服；另取鲜鬼针草叶适量，捣烂敷患处周围，每日换药 2 次。②鬼针草、山梗菜各等量，研末，每服 1.5 克，日服 2~3 次。③鲜鬼针草 30~60 克，鲜七星莲 15~30 克，捣汁，酌加酒冲服。④鲜鬼针草适量，捣烂，酌加米泔水调匀涂伤口周围，干即换。⑤鲜鬼针草 90 克，水煎服；另取鲜鬼针草、紫花地丁各适量，捣烂敷伤口周围。⑥鬼针草 60 克，白菊花 15 克，水煎服或代茶饮。⑦鲜鬼针草叶适量，捣烂敷伤口周围；另取鬼针草、豨莶各 30 克，水煎服或外洗。⑧鲜鬼针草、半边莲各 60 克，水煎服；另取鲜嫩叶适量，捣烂敷伤口周围。⑨鲜鬼针草、半边莲、苹各 60 克，水煎服；另取鲜嫩叶捣烂敷伤口周围，干即换。⑩鬼针草、侧柏叶、山梗菜、山慈姑、七叶一枝花各 60 克，大戟、苍耳全草各 30 克，半边莲 120 克，大黄、徐长卿、白芷、朴硝各 15 克，共研末，每次 24 克，水煎服，渣敷伤口周围，日 2~3 次；另取鬼针草、半边莲各适量，煎水洗患处。

2. 青竹蛇咬伤：①鲜鬼针草 30~60 克，水煎服；另取鲜鬼针草叶适量，捣烂敷患处。②鬼针草、盐肤木各 30 克，菊花、七叶一枝花各 15 克，水煎服。③鲜鬼针草、鸭跖草各 120 克，捣汁，每次服 100~150 克，渣捣烂敷患处，每日 1~2 次。

3.**血循环毒性毒蛇咬伤：**鲜鬼针草、紫花地丁、地胆草、半边莲、鱼腥草、野芋、白菊花、乌桕叶各适量，捣烂敷伤口周围。

4.**蛇伤出现胸痛、烦躁：**鲜鬼针草 60 克，鲜豨莶草 90 克，捣汁服。

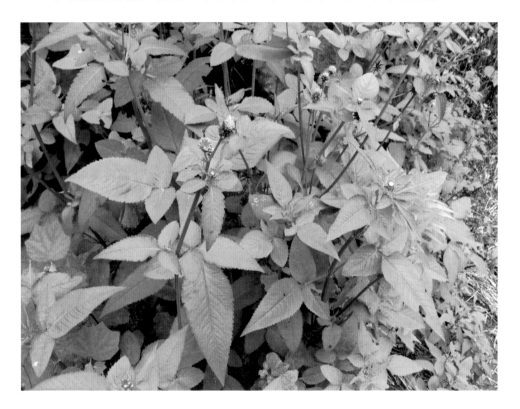

土牛膝

来　源：为苋科植物土牛膝 *Achyranthes aspera* L. 的全草。

【别　　名】紧身子（三元），鸭脚草（尤溪、明溪），圭骨红、解赖仔（永安），竹节菜（明溪），鸭脚节（大田、尤溪、将乐），野苋草、野苋菜、莢草子（清流），鸡骨癀（尤溪），白交节（大田），红牛膝（泰宁），铁钉药（沙县）。

【形态特征】多年生草本，高 20~120 厘米。根淡黄色，稍木质。茎直立或披散，近四棱形，有柔毛，节膨大。叶对生；叶片椭圆形、卵形、椭圆状长圆形或倒卵形，先端渐尖、急尖或圆钝，有时突尖，基部楔形，全缘，两面密生柔毛。穗状花序顶生，直立；花小，绿色，开放后反折而贴近花序轴。胞果小，卵形。花果期夏、秋季。

【生境分布】生于旷野荒地、路旁，村庄附近。全市各地均有分布。

【采收加工】夏、秋季采收，鲜用或晒干。

【性味功能】味苦、酸，性平。清热解毒，活血通经，祛风除湿。

【用量用法】15~30 克，水煎服；外用鲜品适量，捣烂敷患处。

【温馨提示】孕妇忌服。

【民间验方】

1.毒蛇咬伤：鲜土牛膝全草 120 克，酒、白糖各适量，水炖服；另取鲜叶适量，酌加雄黄，捣烂敷伤口周围。

2.眼镜蛇咬伤后发生溃疡，流黄水，瘙痒：鲜土牛膝根 30~60 克，水煎服；另取鲜叶适量，捣烂敷伤口周围。

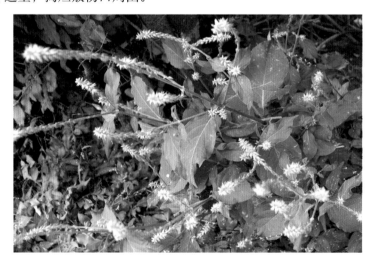

■ 土细辛

来　源：为马兜铃科植物尾花细辛 *Asarum caudigerum* Hance 的全草。

【别　　名】仙蕻（尤溪、泰宁），马蹄香（明溪、清流、宁化、尤溪、永安、二元），马蹄金（将乐、清流），马头香（清流），圆叶细辛、土里开花土里谢、泥里开花泥里下（建宁），野关刀（将乐）。

【形态特征】多年生草本，全株被散生柔毛。根状茎粗壮，具多数纤细的须根。叶数片生于短茎上，卵状心形或三角状卵形，先端锐尖，基部心形，叶面沿中脉散生短毛。花单生于叶腋，绿色；花被钟形，3 裂，长三角状卵形或卵状长圆形，先端具细长的线状附属物。蒴果近球形，有疏毛。花果期 3~4 月。

【生境分布】生于向阳山坡、灌丛、路旁。全市各地均有分布。

【采收加工】全年可采，鲜用或晒干。

【性味功能】味辛，性温；有小毒。祛风散寒，活血止痛，解毒消肿。

【用量用法】3~6 克，水煎服；外用鲜品适量，捣烂敷患处。

【温馨提示】孕妇忌服。本品服用过量可引起头痛、呕吐、黄疸、出汗、烦躁、痉挛等，严重者可致呼吸中枢麻痹而死亡。

【民间验方】

毒蛇咬伤：鲜土细辛适量，米醋少许，捣烂敷患处。

附　注

同属植物中，功用基本相同的，三明市尚有福建细辛 *A. fukienense* C.Y.Cheng et C.S.Yang，其主要区别为：叶长圆状戟形或长卵状心形，叶面无毛；花被裂片顶端仅有小尖头。

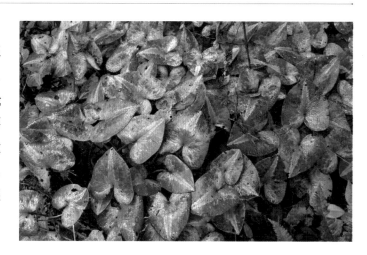

下田菊

来　源：为菊科植物下田菊 *Adenostemma lavenia*（L.）O. Kuntze 的全草。

【别　　名】黑面苦抓、乌脸苦菜（永安），水胡椒（建宁、宁化）。

【识别要点】一年生草本，高 30~100 厘米。叶对生或上部叶互生；中部叶较大，长椭圆状披针形，基部常楔形下延，上部和下部的叶渐小；全部叶两面均被稀疏的短柔毛。头状花序，排成伞房或圆锥状伞房花序；花白色。瘦果倒披针形。花果期 8~10 月。

【生境分布】生于水沟边、路旁、山坡林下、林缘湿地。全市各地均有分布。

【采收加工】夏、秋季采收，鲜用或晒干。

【性味功能】味辛、微苦，性凉。清热解毒。

【用量用法】15~30 克，水煎服；外用鲜品适量，捣烂敷患处。

【民间验方】

1. 毒蛇咬伤：鲜下田菊适量，捣烂敷患处。剧痛加鲜风轮菜、金剑草，后期可加鲜匐伏堇。

2. 烙铁头咬伤：鲜下田菊适量，捣烂敷患处。

3. 五步蛇咬伤：鲜下田菊根 30~90 克，捣汁服；另取鲜下田菊适量，捣烂敷患处。

附　注

功用基本相同的，三明市尚有其变种宽叶下田菊 *Adenostemma lavenia* var. *latifolium*（D.Don）Hand.-Mazz.，其主要区别为：叶卵形或宽卵形，基部心形或浑圆，边缘有缺刻状或犬齿状锯齿或重锯齿，锯齿尖或钝。

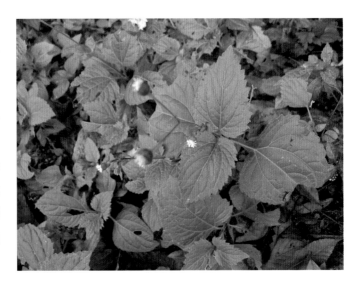

大 青

来　　源：为马鞭草科植物大青 Clerodendrum cyrtophyllum Turcz. 的根、叶。

【别　　名】臭柴（三元），鸭屎样、臭屁样（宁化、清流），鸡骨达（宁化、清流、三元），小号臭风（宁化），牛脑远、木远（永安），大号臭甲、小叶臭甲（明溪），浦大汉、蒲桐汉、青叶（大田），臭婆根、鸭脚朴、鸭母壳、甲茶养、鸭脚养（尤溪），木达原（沙县），臭屁柴（泰宁），鸭屎柴（建宁）。

【形态特征】灌木或小乔木，高 1~5 米。根皮淡黄色。幼枝黄褐色，被短柔毛，髓坚实，白色。单叶对生；叶片长圆形或长圆状披针形，先端渐尖或急尖，基部近圆形或宽楔形，全缘，背面常有腺点。伞房状聚伞花序顶生或腋生；花冠白色。核果球形或倒卵形，熟时蓝紫色。花期 6~10 月，果期 8~12 月。

【生境分布】生于路旁、丘陵、山地林下、溪谷旁或村庄附近。全市各地均有分布。

【采收加工】根全年可采，叶夏、秋季采，鲜用或晒干。

【性味功能】味苦，性寒。根清热解毒，祛风除湿；叶清热解毒，消肿止痛，凉血止血。

【用量用法】15~60 克，水煎服；外用适量，捣烂敷或煎水洗患处。

【温馨提示】《得配本草》："脾胃虚寒者禁用。"

【民间验方】

1. 毒蛇咬伤：大青根适量，用白酒磨取浓汁服；另取鲜盐肤木叶适量，冰糖少许，捣烂敷伤处周围。

2. 青竹蛇咬伤：①鲜大青嫩叶 125~250 克，酒糟或烧酒少许，捣烂敷天庭（前额正中处），病重者每 3~4 小时换药 1 次，同时取鲜大青根 60~120 克，水煎服，另以鲜大青根磨烧酒涂抹伤处周围。②鲜大青叶适量，捣烂敷印堂穴，同时取鲜大青根 30~60 克，水煎服，另取半边莲适量，捣烂敷患处。③鲜大青叶 60 克，鲜黄毛耳草、地苓叶各 30 克，捣烂，酌加适量开水绞汁服，渣敷前囟门和伤处。④鲜大青嫩叶适量，播酒娘糟或烧酒外敷前囟门；另取鲜大青根 60 克，水煎服。⑤鲜大青叶、山鸡椒嫩叶各适量，酌加米泔水，捣烂敷前囟门和伤处周围。⑥鲜大青根、昆明鸡血藤各适量，共磨烧酒，取浓汁涂患处，干即换。⑦鲜大青嫩叶适量，酌加糯米饭（或糯米酒糟），捣烂敷百会（或前囟）穴，日换 3 次。⑧大青根 60 克，炖鸡、鸭蛋各 1 个，取汤服；另取鲜大青嫩叶适量，捣烂敷伤处周围。疼痛剧烈，加鲜鱼腥草、蓖麻子捣烂外敷；肿胀起疱：加鲜木芙蓉、盐肤木根皮绞汁冲开水服；瘙痒，加小槐花根研末外敷；出血，加七叶一枝花研末冲服，每次 6 克；溃烂不收口，加冰片、大青根、山鸡椒根、千里光叶、雄黄、白芷各适量，研末外敷。⑨大青根适量，煎水洗患处；另取鲜大青叶 30~60 克，水煎服。⑩鲜大青叶适量，红糖少许，捣烂敷百会穴；另取大青根 50 克，煎水代茶。

3.五步蛇咬伤：鲜大青叶适量，水煎，取药液从上往下清洗患处；另取鲜大青叶适量，浓米泔水少许，捣烂敷百会穴。药干可滴加原汁，药渣变黑即换药；再以鲜大青叶适量，搦烂，冲入米泔水，绞汁，每次服 250 毫升，日 2~3 次。忌酸、辣。

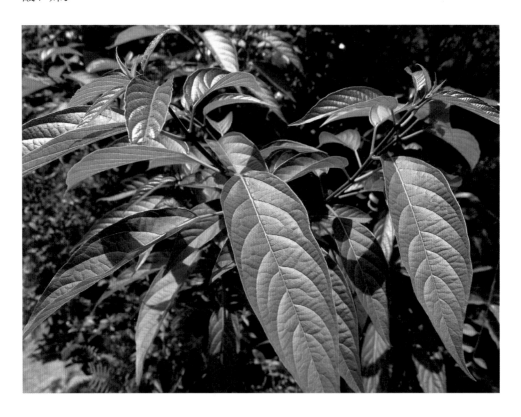

山鸡椒

来 源：为樟科植物山鸡椒 *Litsea cubeha* （Lour.） Pers. 的根、
叶或果实。

【别 名】山苍子（通称），臭苍子、山樟子（清流、宁化），草柴子（宁
化），臭柴、洋昌籽（永安），马樟、乌樟、臭子（大田），小叫樟（明溪），
苍仔英（三元），鱼子樟（泰宁），山樟（沙县），山苞子、臭子粒（尤溪），
臭油子、苍管英（将乐）。

【形态特征】落叶灌木或小乔木，有浓郁香气。根圆锥形，灰白色；幼树
树皮黄绿色，光滑，老树树皮灰褐色。叶互生；叶片披针形或长椭圆形，先端渐尖，
基部楔形，全缘，上面深绿色，下面粉绿色。花先叶开放，雌雄异株；伞形花序
单生或簇生，淡黄色。浆果状核果近球形，熟时黑色。花期 2~3 月，果期 6~8 月。

【生境分布】生于向阳山坡、火烧迹地、林缘灌丛、疏林中，或栽培。全
市各地均有分布。

【采收加工】根全年可挖，鲜用或晒干；叶夏、秋季采收，多鲜用；果实
初秋采收，晒干或盐腌。

【性味功能】根味辛、微苦，性温；祛风除湿，温中散寒，理气止痛。
叶味辛、微苦，性温；理气散结，解毒消肿。果实味微苦，性温；温中散寒，
行气活血。

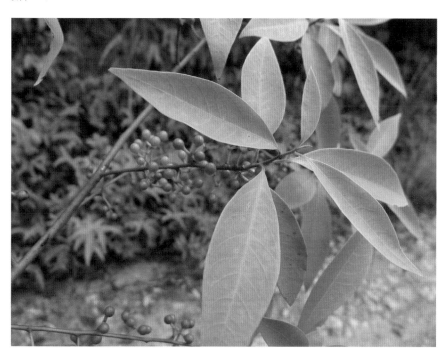

【用量用法】根 15~30 克，叶 10~15 克，水煎服；外用适量，捣烂敷或煎水洗患处。

【民间验方】

1. **防治毒蛇、毒虫、蚊子叮咬**：鲜山苍子（或叶、或油）适量，捣烂取汁涂擦皮肤或患处周围。

2. **毒蛇咬伤**：①鲜山鸡椒叶、山胡椒叶、大青叶各适量，擂米泔水敷伤口周围，每日换药 2 次。②鲜山鸡椒叶、山胡椒叶、石斑木叶各适量，擂米泔水敷百会穴。③山鸡椒根研末，每次 3 克，水酒冲服，日 3 次；另取粉末调冷开水或鲜叶捣烂敷伤口周围。④鲜山鸡椒叶适量，糯米少许，捣烂敷患处周围；另取鲜根 125~250 克，水煎服。

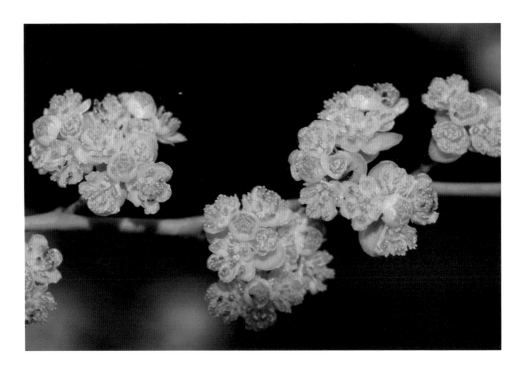

山胡椒

来　源：为樟科植物山胡椒 *Lindera glauca*（Sieb. et Zucc.）Bl. 的叶。

【别　　名】柞死枫（清流、宁化、尤溪、大田），狗古柴（明溪），灶积枫（清流）。

【形态特征】落叶灌木或小乔木，高可达 8 米。根茎晒干后有鱼腥气。树皮灰白色，嫩枝初时有浅褐色长柔毛。叶互生或近对生；叶片宽椭圆形至狭倒卵圆形，先端渐尖，基部阔楔形，全缘，叶背苍绿色，被灰黄色柔毛。花单性，雌雄异株，伞形花序簇生于叶腋；花被黄色。核果球形，有香味，熟时黑紫色。花期 3~4 月，果期 7~9 月。

【生境分布】生于山地、丘陵、山坡灌木丛中或林缘路旁。全市各地均有分布。

【采收加工】夏、秋季采，鲜用或晒干。

【性味功能】味辛，性平。清热解毒，祛风止痒。

【用量用法】10~15 克，水煎服。外用鲜品适量，捣烂敷患处。

【民间验方】

毒蛇咬伤：鲜山胡椒叶、山鸡椒叶、大青叶、石斑木叶各适量，擂米泔水敷患处。

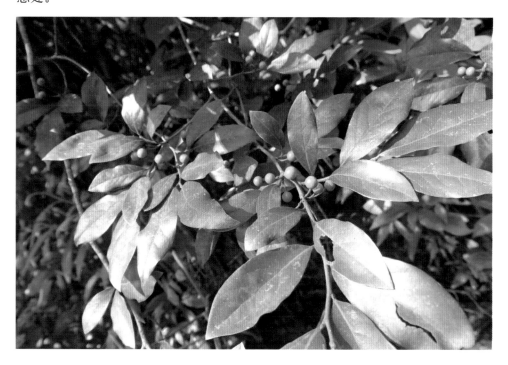

山梗菜

来　源：为桔梗科植物山梗菜 *Lobelia sessilifolia* Lamb. 的根或全草。

【形态特征】多年生草本，高 60~120 厘米。根状茎直立，生多数须根。茎圆柱状，通常不分枝，无毛。叶螺旋状排列，在茎的中上部较密集，无柄；叶片宽披针形至条状披针形，先端渐尖，基部近圆形至阔楔形，边缘有细锯齿，两面无毛。总状花序顶生，无毛；花冠蓝紫色，近二唇形。蒴果倒卵形。种子近半圆形，一边厚，一边薄，棕红色，表面光滑。花果期 7~9 月。

【生境分布】生于林缘、灌丛、草丛、山坡路旁、溪河边。分布于将乐、建宁、明溪。

【采收加工】夏、秋季采收，鲜用或晒干。

【性味功能】味辛，性平；有小毒。清热解毒，止咳祛痰，利尿消肿。

【用量用法】10~15 克，水煎服；外用鲜品适量，捣烂敷患处。

【温馨提示】口服过量可致呕吐或泻下。

【民间验方】

1. **毒蛇咬伤**：①山梗菜、鬼针草各等量，研末，每服 1.5~3 克，每日 3~6 次，开水送服。②山梗菜 15 克，绿豆 60 克，水煎服；另取鲜全草适量，捣烂敷伤口

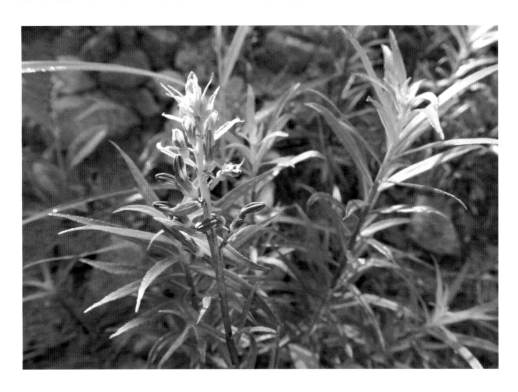

周围。③山梗菜 9 克，水煎服；另取鲜全草适量，捣烂敷伤口周围。

2. 眼镜蛇咬伤： 山梗菜根、鬼针草各 30 克，水煎服。

3. 毒蛇咬伤局部肿硬，头昏眼花，疲乏嗜睡： 鲜山梗菜 30 克，鲜鬼针草 60 克，捣烂绞汁或水煎服，渣敷患处。若兼喉痹者另加六神丸 20 粒同服。

附　注

《有毒中草药大辞典》："山梗菜全草和种子内服过量均可致中毒。中毒表现：通常剂量，可见口咽干燥、恶心、呕吐、腹痛、腹泻、咳嗽、眩晕、头痛、震颤、感觉异常和尿道烧灼感。过大剂量可见大汗淋漓、衰竭、焦虑、恐惧、嗜眠、震颤、抽搐、轻瘫、心动过速、传导阻滞、血压下降、体温降低、呼吸困难、瞳孔先缩小后扩大，甚至昏迷、惊厥、死亡。"

千里光

来　源：为菊科植物千里光 *Senecio scandens* Buck.-Ham. 的全草。

【别　　名】黄花仔（三元），黄花远（清流），黄花菜（清流、建宁、泰宁），一枝黄花、洋火柴（建宁），黄花蒿（大田、尤溪、水安），九里明（尤溪），黄花母（宁化、清流、明溪、大田、沙县），黄菊花（沙县）。

【形态特征】多年生攀援草本。茎木质，细长曲折，有纵条纹，上部多分枝，有毛，后渐脱落。叶互生；叶片椭圆形或卵状披针形，边缘有锯齿，两面被短柔毛；上部叶渐小，线状披针形。头状花序，多数，在茎及枝端排列成复总状伞房花序；花黄色。瘦果圆柱形。花果期8月至次年4月。

【生境分布】生于山坡、路旁、林缘、灌丛、溪沟边及旷野间。全市各地均有分布。

【采收加工】全年可采，鲜用或晒干。

【性味功能】味苦、辛，性寒。清热解毒，凉血消肿，杀虫止痒。

【用量用法】15~30克，水煎服；外用适量，煎水洗或捣敷。

【民间验方】

1.**毒蛇咬伤**：①鲜千里光根60克，水煎代茶饮；另取鲜全草适量，水煎洗伤口，再以鲜千里光叶30克，雄黄末3克，捣烂敷伤处。②千里光、杠板归、苍耳草各30克，水煎洗患处。

2.**青竹蛇咬伤**：鲜千里光叶适量，擂米泔水敷患处。

3.**各种毒蛇咬伤及蛇伤溃疡**：千里光、博落回、茶饼各适量，水煎，冷后浸泡患处。

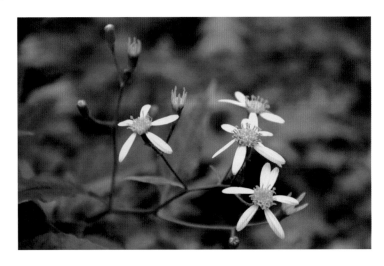

及 己

来　源：为金粟兰科植物及己 Chloranthus serratus（Thunb.）Roem.et Schult. 的根及全草。

【别　　名】四叶对（大田、尤溪、三元），四片瓦（尤溪），大天王（沙县），四叶瓦（泰宁），四天王、四块瓦、四大金刚（建宁），四片叶（清流），接骨草（泰宁）。

【形态特征】多年生草本，高 15~50 厘米。根茎横生，粗短，有多数土黄色须根。茎直立，单一或丛生，节明显。叶对生，常 4 片生于茎上部；叶片椭圆形或卵状椭圆形，先端渐狭至长尖，基部楔形，边缘有锯齿，齿尖有一腺体，两面无毛；托叶小。穗状花序顶生，单一或 2~3 分枝；花小，白色。核果近球形，绿色。花期 4~5 月，果期 6~8 月。

【生境分布】生于山谷、林缘、阴湿地。全市各地均有分布。

【采收加工】夏、秋季采收，鲜用或晒干。

【性味功能】味苦，性平；有毒。活血散瘀，消肿止痛，祛风除湿。

【用量用法】1.5~3 克，水煎服；外用适量，捣烂敷或煎水熏洗患处。

【使用注意】本品有毒，内服宜慎，且不可久服，不可过量服用。孕妇忌服。

【民间验方】

1. 毒蛇咬伤： ①鲜及己适量，酌加米泔水，捣烂敷患处。②及己全草、徐长卿根、筋骨草、旱田草各等量，浸酒备用，每次 1 汤匙。若病人昏迷，每 10 分钟灌 1 次；清醒后每 2 小时 1 次；病情显著好转后，每 4 小时 1 次。③鲜及己适量，煎水冲洗伤口；另取鲜叶适量，捣烂敷患处周围。

2. 竹叶青蛇咬伤： 鲜及己叶适量，嚼烂敷患处。

附　　注

《中华本草》载："内服过量，可出现呕吐，口渴，头痛，眼花，胸闷，手足抽搐，结膜充血，齿龈发黑，心慌心悸，神志不清等中毒症状，严重者可引起死亡。"

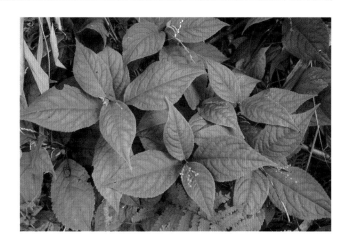

■ 小槐花

来　源：为豆科植物小槐花 *Desmodium caudatum*（Thunb.）DC. 的根或叶。

【别　　名】山蚂蝗（通称），扁担夹草、夹夹子草、逢人打（宁化），野春被兰、小黑豆（尤溪），鬼豆仔、山鬼豆、山乌豆（大田），草鞋板、三叶枝（永安），夹草子（清流），夹蝇子（三元），草鞋掌、皮鞋夹草（明溪），粘身豆夹子（将乐），金腰带（泰宁）。

【形态特征】小灌木。三出复叶互生，顶生小叶披针形或阔披针形，侧生小叶较小，基部偏斜；叶柄具很狭的翼，被短毛。总状花序顶生的花序或腋生花序轴密被柔毛；花冠淡绿白色或淡黄白色。荚果条形，扁平，有 4~6 荚节，两缝线隘缩成浅波状，荚节长圆形，密被棕色钩状毛。花期 7~9 月，果期 9~11 月。

【生境分布】生于山坡、路旁、灌丛及疏林下。全市各地均有分布。

【采收加工】全年可采，鲜用或晒干。

【性味功能】根味苦，性温；祛风利湿，拔毒消肿。叶味苦，性凉；清热散瘀。

【用量用法】15~30 克，水煎服；外用适量，捣烂敷患处。

【温馨提示】孕妇忌服。

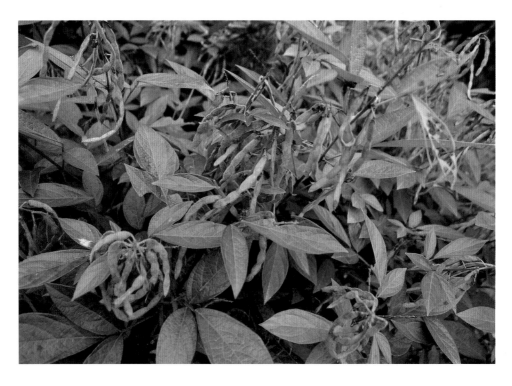

【民间验方】

1.**毒蛇咬伤：**①鲜小槐花叶 30 克，捣烂冲酒 30 毫升服，药渣敷伤口周围。②鲜小槐花根 30~60 克，水煎服。③小槐花根、虎杖根各 30 克，水煎服；另取鲜半边莲适量，捣烂敷伤口周围。④鲜小槐花根 60 克，酒、水各半同煎，早、晚分服；另取鲜鬼针草叶适量，捣烂敷伤口周围，日 2 次。⑤鲜小槐花叶适量，酌加米泔水，捣取浓汁，流血者服浓汁 90~120 克；全身肿者，取叶 1.5~2.5 千克，水煎洗，日 3 次。⑥小槐花根 15~30 克，三脉叶马兰根 9~15 克，水煎服，渣捣烂敷伤口周围。

2.**青竹蛇咬伤：**①鲜小槐花叶适量，食盐少许，捣烂敷患处。②鲜小槐花叶或根皮适量，酌加米泔水，捣烂敷患处；另取鲜小槐花根 60 克，水煎服。③鲜小槐花叶 120 克，鲜大青叶、粳米各 30 克，捣烂敷患处。

3.**蕲蛇、蝮蛇咬伤：**鲜小槐花根、三脉叶马兰根各 30 克，捣烂绞汁服，另取上药捣敷伤口，每日 2 次。

4.**神经毒型毒蛇咬伤：**小槐花 21 克，徐长卿 18 克，鬼针草 60 克，石胡荽 6 克，一枝黄花、半枝莲各 15 克，水煎，酌加酒兑服。

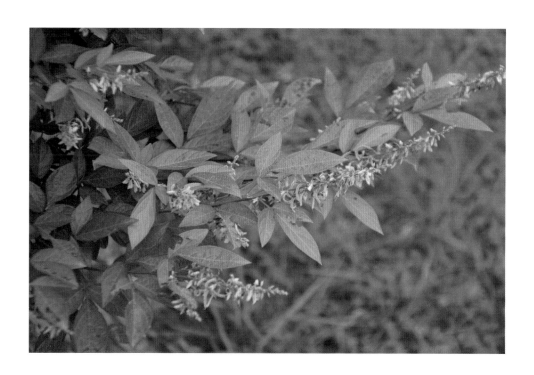

小 蓟

来　源：为菊科植物刺儿菜 *Cirsium arvense* var. *integrifolium* C. Wimm. et Grabowski[*C. segetum* Bunge]的根或全草。

【别　　名】雷公刺（尤溪），白刺头（大田），一点红（泰宁）。

【形态特征】多年生草本，高 30~120 厘米。茎直立，上部有分枝，花序分枝无毛或有薄绒毛。基生叶和中部叶椭圆形或椭圆状披针形，顶端钝或圆形，基部楔形，通常无叶柄；上部茎叶渐小，叶缘有细密的针刺或刺齿。头状花序单生茎端，雌雄异株；总苞卵形、长卵形或卵圆形，覆瓦状排列；小花紫红色或白色。瘦果淡黄色，椭圆形或长卵形，压扁，顶端斜截形。花期 5~6 月，果期 5~7 月。

【生境分布】生于路旁、沟边、田间、荒地。分布于明溪、宁化、建宁、泰宁、沙县、尤溪、三元、大田。

【采收加工】夏、秋季采收，鲜用或晒干。

【性味功能】味甘、微苦，性凉。凉血止血，清热利湿，解毒消肿。

【用量用法】6~15 克，水煎服；外用鲜品适量，捣烂敷患处。

【温馨提示】《本草经疏》："惟不利于胃弱泄泻，及血虚、脾胃弱不思饮食之证。"

【民间验方】

1. **青竹蛇咬伤**：刺儿菜根 9~15 克，徐长卿 3~9 克，水煎服；另取鲜根适量，捣烂敷患处。

2. **蝮蛇咬伤**：鲜刺儿菜根叶、野菊花叶各等量，捣汁服，渣敷伤口周围。

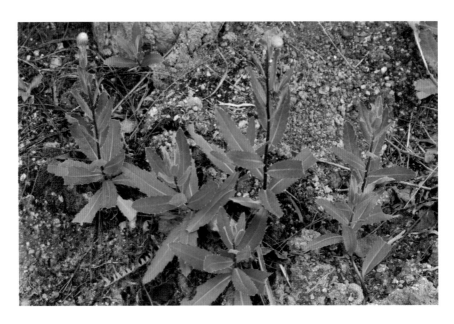

飞扬草

来　源：为大戟科植物飞扬草 *Euphorbia hirta* Linn. 的全草。

【别　　名】飞扬、大飞扬、大飞扬草（通称），节节花（宁化），奶仔草（永安），红骨草、奶草（大田）。

【形态特征】一年生草本，高 15~40 厘米，有乳汁。根纤细。茎单一，自中部向上分枝或不分枝，被褐色或黄褐色的多细胞粗硬毛。叶对生；叶片披针状长圆形、长椭圆状卵形或卵状披针形，先端极尖或钝，基部略偏斜，边缘于中部以上有细锯齿，中部以下较少或全缘，中央常有 1 紫色斑，两面均具柔毛。花序多数，于叶腋处密集成头状，基部无梗或仅具极短的柄，变化较大，且具柔毛。蒴果三棱状，被毛。花期几全年。

【生境分布】生于路旁、菜园、荒地、草丛、灌丛及山坡。全市各地均有分布。

【采收加工】夏、秋季采收，鲜用或晒干。

【性味功能】味微苦、微酸，性凉。清热解毒，利湿止痒。

【用量用法】15~30 克，水煎服；外用适量，捣烂敷或煎水洗患处。

【温馨提示】脾胃虚寒者慎服。

【民间验方】

毒蛇咬伤：飞扬草 30~50 克，水煎服；另取鲜全草适量，酌加乌糖、饭粒，捣烂敷伤口周围。

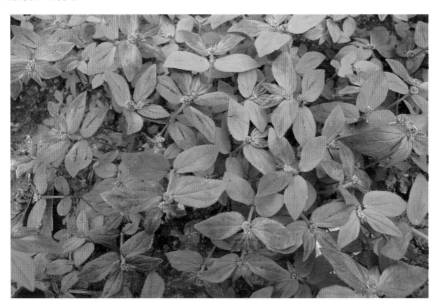

马兜铃

来　源：为马兜铃科植物马兜铃 *Aristolochia debilis* Sieb.et Zucc. 的根（青木香）、藤（天仙藤）。

【别　　名】青木香（通称），山木香（泰宁）。

【识别要点】多年生草质藤本。根圆柱形，有辛辣香味。茎纤细，有纵棱。叶互生；叶片三角状长圆形或卵状披针形，先端钝，基部心形，两侧耳垂状；基出脉 5~7 条。花单生于叶腋，喇叭状，基部膨大呈球形；花被上部暗紫色，下部带绿色。蒴果长圆状或近球形，具六棱。花期 7~8 月，果期 9~10 月。

【生境分布】生于山坡、路边灌丛、林缘。全市各地均有分布。

【采收加工】根秋、冬季采挖，茎夏、秋季采收，鲜用或晒干。

【性味功能】根味苦、辛，性寒；有小毒；行气止痛，解毒消肿。茎味苦，性平；理气活血，消肿止痛。

【用量用法】3~9 克，水煎服；外用适量，水煎洗或捣烂敷患处。

【使用注意】青木香苦寒，脾胃虚寒者慎服，服用过量，可引起肠胃反应。

【民间验方】

1. 毒蛇咬伤：①青木香、八角莲、七叶一枝花各适量，捣烂敷患处。②青木香、生半夏各适量磨汁调醋涂伤口周围或肿胀处上方，每日数次，至肿胀不再发展为止。③鲜天仙藤适量，捣烂敷患处。④青木香 30 克，香白芷 60 克，研末，

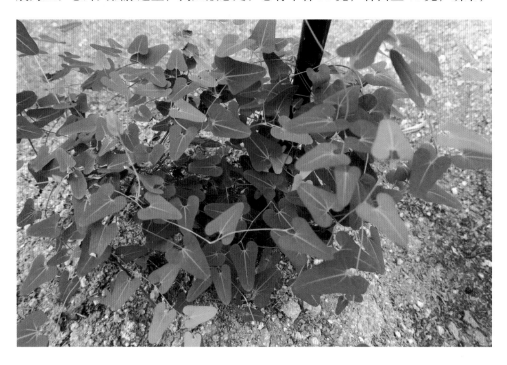

每次 9 克，日 2~3 次，甜酒或温开水送服；另取药粉适量，调敷伤口周围。⑤青木香研末，每次 3 克，凉开水送服，日 1~2 次，重者可服 3~4 次；另取青木香、半边莲各 30 克，野芋、雄黄各 15 克，研末，酌加甜酒酿糟，捣匀敷伤口周围。⑥鲜天仙藤、半边莲、马兰、乌桕叶各等量，食盐少许，捣烂敷伤口周围。⑦青木香适量，磨白醋涂患处。⑧青木香或天仙藤 9~18 克，水煎服。⑨鲜青木香磨汁，取 1 汤匙服，余者涂伤口周围。⑩鲜马兜铃叶适量，捣烂敷伤口周围。⑪青木香 9 克，豨莶草 30 克，水煎服。⑫青木香、三叶崖爬藤块根磨唾液涂伤口周围。⑬鲜青木香、野菊花、石蟾蜍、金银花各 15 克，鬼针草、半边莲各 30 克，甘草6 克，水煎服，日 2~3 次。

　　2. 蛇伤拦药：青木香适量，磨醋涂伤口周围及患侧上部 7~10 厘米一圈，日数次，有拦毒作用。

马齿苋

来　源：为马齿苋科植物马齿苋 *Portulaca oleracea* L. 的全草。

【别　　名】沙苋（三元），猪母菜（三元、尤溪、将乐、泰宁），匏瓜菜、长命菜、匏子菜（清流），瓜子苋（宁化），瓜子菜、浮子菜、皮皮菜（明溪），猪母苋、饭苋仔（大田），肥苋、猪母乳（尤溪），米达苋、白菜岳（永安），酸菜（沙县），肥则苋（泰宁），瓜子菜（将乐），酸汗（建宁）。

【形态特征】一年生肉质草本，高 10~30 厘米。茎圆柱形，下部平卧，上部斜生或直立，多分枝，向阳面常带淡褐红色。叶互生或近对生；叶片倒卵形、长圆形或匙形，形似"马齿"，先端圆钝或微凹，基部狭窄成短柄，上面绿色，下面暗红色。花常 3~5 朵簇生于枝端，黄色。蒴果短圆锥形。种子黑色。花期 5~8 月，果期 7~10 月。

【生境分布】生于田野路边及庭园废墟等向阳处。全市各地均有分布。

【采收加工】夏、秋季采收，鲜用，或用开水稍烫（煮），取出晒干。

【性味功能】味酸，性寒。清热利湿，解毒消肿。

【用量用法】15~60 克，水煎服；外用适量，捣烂敷或煎水洗患处。

【温馨提示】脾虚便溏者及孕妇慎服。

【民间验方】

毒蛇咬伤： 鲜马齿苋适量，雄黄末少许，酌加黄酒，捣烂敷伤口周围。

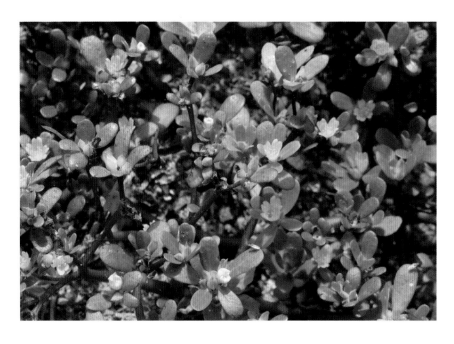

天 葵

来 源： 为毛茛科植物天葵 *Semiaquilegia adoxoides*（DC.）Makino 的块根及全草。

【**别 名**】紫背天葵（通称）。

【**形态特征**】多年生小草本，高 10~30 厘米。块根外皮棕黑色。茎直立，上部有分枝，被稀疏白色柔毛。基生叶为三出复叶；叶柄较长，基部扩大呈鞘状；叶片轮廓卵圆形或肾形；小叶扇状菱形或倒卵状菱形，3 深裂，深裂片又作 2~3 圆齿状缺刻裂，两面无毛，背面常带紫色；茎生叶较小，互生，叶柄较短。单歧或二歧聚伞花序；花两性；萼片花瓣状，白色，常带淡紫色。蓇葖果，先端有小细喙。花期 3~4 月，果期 4~5 月。

【**生境分布**】生于沟边路旁、草丛、山谷地较阴处。全市各地均有分布。

【**采收加工**】夏、秋季采收，鲜用或晒干。

【**性味功能**】块根味甘、微苦、微辛，性寒；有小毒；清热解毒，散结消肿，利水通淋。全草味甘，性微寒；消肿解毒，利水通淋。

【**用量用法**】块根 3~9 克，全草 9~15 克，水煎服；外用适量，捣烂敷患处。

【**温馨提示**】脾胃虚寒者忌服。

【**民间验方**】

1. 毒蛇咬伤：①鲜天葵全草 15~30 克，嚼烂敷患处，每日换药数次。②鲜天葵块根 6 克，捣烂敷患处，每日换药 1 次。③鲜天葵根 20 克，七叶一枝花 15 克，蒲公英 30 克，麦冬 9 克，水煎服；另取鲜全草适量，捣烂敷患处，药干后换。④天葵全草、蒲公英各 30 克，七叶一枝花 20 克，麦冬 9 克，水煎服；另取鲜全草适量，捣烂敷患处周围。⑤鲜天葵块根、七叶一枝花、一枝黄花、一点红各适量，捣烂敷患处。

2. 蛇伤后瞳孔散大有复视感：天葵全草、石蟾蜍各 15 克，青木香 30 克，水煎 1 次顿服或分 2 次服，每日 1~2 剂。

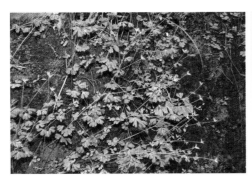
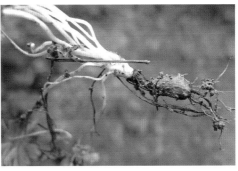

天胡荽

来　源：为伞形科植物天胡荽 *Hydrocotyle sibthorpioides* Lam. 的全草。

【别　　名】满天星（通称），米连心、乌面草（尤溪），遍地锦（尤溪、将乐），光面钱（明溪），细利钱、细叶星钱、细地星钱（清流），细叶金钱、细叶地钱（宁化），蛇花草（建宁），赵钱子、铺地锦（永安），地上爬（泰宁）。

【形态特征】多年生草本，有特异气味。茎细长而匍匐，平铺地上成片，节上生根。叶互生；叶片圆形或肾圆形，基部心形，两耳有时相接，不分裂或 5~7 裂，裂片阔倒卵形，边缘有钝齿，表面光滑，背面脉上疏被粗伏毛，有时两面光滑或密被柔毛。伞形花序与叶对生，单生于节上；花小，绿白色而常带红晕。双悬果略呈心形，两侧扁压，成熟时有紫色斑点。花果期 3~10 月。

【生境分布】生于湿润的草地、河沟边、路边、石隙、墙旁及花盆中。全市各地均有分布。

【采收加工】全年可采，鲜用或晒干。

【性味功能】味辛、苦，性凉。清热利湿，祛痰止咳，解毒消肿。

【用量用法】9~30 克，水煎服；外用鲜品适量，捣烂敷或绞汁涂患处。

【民间验方】

1. 毒蛇咬伤： ①天胡荽、连钱草各 60 克，捣烂绞汁服，渣敷伤口周围。

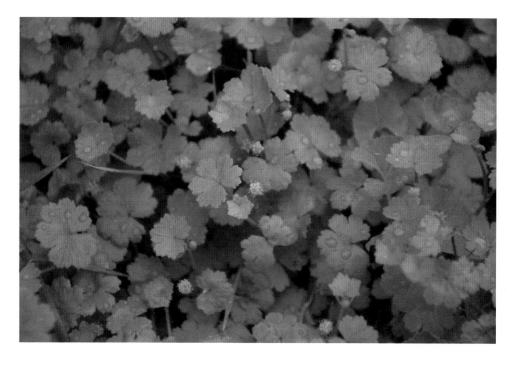

②鲜天胡荽、天名精叶各等量，捣汁，内服 1 小碗，渣与鲜乌蔹莓适量，捣烂敷伤口周围。

2.五步蛇咬伤：鲜天胡荽、蛇含各 60 克，水煎服。如神志不清，加鲜青木香 60 克，龙胆草 9 克，徐长卿、黄连各 6 克。外用鲜天胡荽加食盐捣烂，开水冲泡，候温冲洗伤口；再用鲜蛇含加食盐捣烂外敷。如起疱者，用鲜乌桕根二重皮加盐捣烂，取汁涂抹。

附　注

变种破铜钱 *H. sibthorpioides* var. *batrachium*（Hance） Hand.-Mazz，形态与天胡荽极相似，主要区别在于：叶片较小，3~5 深裂几达基部，侧面裂片间有一侧或两侧仅裂达基部 1/3 处，裂片均呈楔形，叶背及叶柄有白色长毛。二者同等入药。

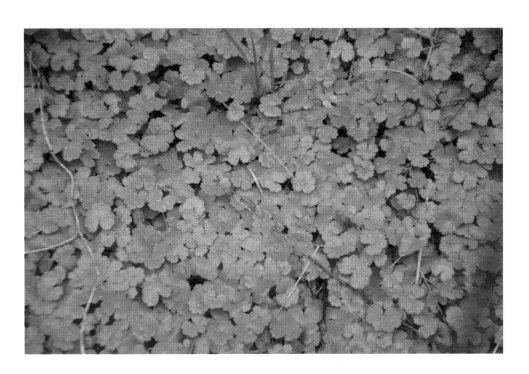

■ 天名精

来　源：为菊科植物天名精 *Carpesium abrotanoides* Linn. 的全草。

【别　名】野烟（宁化），鹤虱草、野烟叶（建宁）。

【形态特征】多年生粗壮草本，高 0.6~1 米。茎多分枝，下部近木质。基生叶在开花前枯萎；下部叶广椭圆形至长椭圆形，先端钝或锐尖，基部楔形，边缘具钝齿，下面密被短柔毛，有细小腺点；上部叶长椭圆形或椭圆状披针形。头状花序多数，顶生或腋生，排成穗状花序；花黄色。瘦果条形，无冠毛。花期 6~8 月，果期 9~10 月。

【生境分布】生于山坡、路旁、草丛中。全市各地均有分布。

【采收加工】夏、秋季采收，鲜用或晒干。

【性味功能】味苦、辛，性寒。清热利湿，杀虫解毒，破瘀止血。

【用量用法】9~15 克，水煎服；外用鲜品适量，捣烂敷患处。

【民间验方】

毒蛇咬伤：①鲜天名精、半边莲各适量，捣烂敷患处周围。②鲜天名精叶 60 克，捣汁，炖温服，渣敷患处。③鲜天名精适量，捣烂敷患处周围。

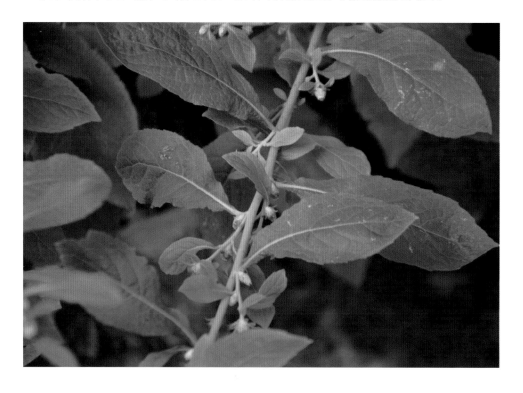

天南星

来　源：为天南星科植物天南星 *Arisaema heterophyllum* Blume 的块茎。

【别　　名】异叶天南星（通称），蛇芋（沙县），蛇伞（将乐），野魔芋（建宁、泰宁），蛇枕头（清流）。

【形态特征】多年生草本。块茎扁球形，顶部扁平，周围生根，常有若干侧生芽眼。叶常单 1；叶柄圆柱形，下部鞘状；叶片鸟足状分裂，裂片 11~19，倒披针形、长圆形、线状长圆形，基部楔形，先端骤狭渐尖，全缘，中裂片比两侧短小。佛焰苞管部圆柱形，喉部截形，外缘稍外卷；檐部卵形或卵状披针形，下弯几成盔状，先端骤狭渐尖。肉穗花序两性或雄花序单性。浆果黄红色、红色，圆柱形。花期 4~5 月，果期 7~9 月。

【生境分布】生于林下阴湿地。全市各地均有分布。

【采收加工】秋、冬二季茎叶枯萎时采挖，除去须根及外皮，干燥。

【性味功能】味苦、辛，性温；有毒。散结消肿。

【用量用法】外用适量，捣烂敷或磨醋涂患处。

【温馨提示】生品有剧毒，仅供外用，严禁内服。

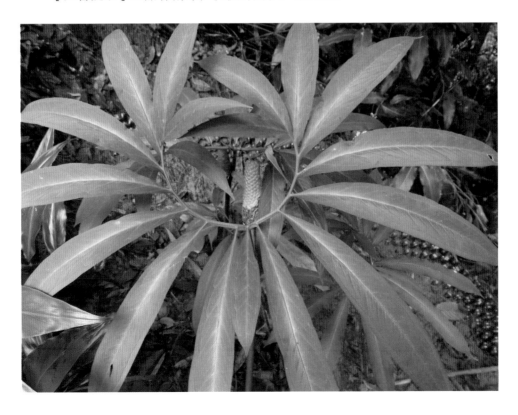

【民间验方】

毒蛇咬伤：①鲜南星磨酒，揉擦伤口周围，手势从肿部外周推向伤口。②鲜南星磨醋成汁，涂搽患处及周围，涂擦范围越大效果越佳，每日 2~3 次。③鲜南星、一枝黄花嫩叶、一点红各适量，捣烂敷患处。④生南星、生半夏、石胡荽、半边莲、乌桕嫩叶各适量，捣烂敷患处周围。⑤生南星研末，酌加浓米泔水调匀，涂敷患处周围。

附　　注

1.《有毒中草药大辞典》："误食中毒，初期可致咽喉烧灼感，口舌麻木，舌强流涎，咽峡充血，张口困难，口腔糜烂等，继则中枢神经系统受到影响，出现头昏心慌，四肢麻木，甚至昏迷、窒息、呼吸停止。皮肤接触中毒可致瘙痒肿胀。"

2.同属植物中,功用基本相同的,三明市尚有一把伞南星 *A. erubescens*（Wall.）Schott，其主要区别为：叶片放射状分裂，裂片 7~20。

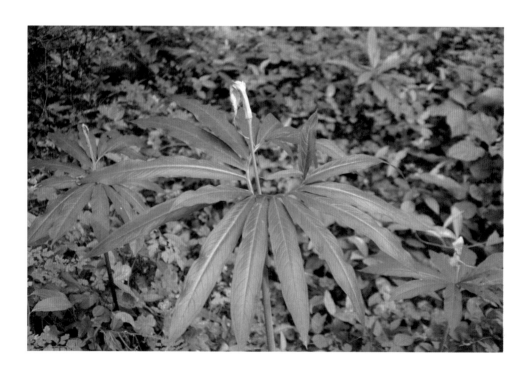

■ 元宝草

来　源：为藤黄科植物元宝草 *Hypericum sampsonii* Hance 的全草。

【别　　名】红酒草（永安），对叶莲、金元宝（沙县），对月草、对月莲、红元宝（宁化），大号田头香 （尤溪）、大号还魂草、双对叶 （大田），大叶天蓬香（泰宁）。

【形态特征】多年生草本，高 30~80 厘米。全体平滑无毛。茎单生，直立，圆柱形，基部木质化。单叶对生；叶片长圆状披针形或倒披针形，先端钝，基部完全合生为一体，茎贯穿其中心，两端略向上斜呈元宝状，两面均散生黑色斑点及透明油点。二歧聚伞花序顶生或腋生；花小，黄色。蒴果卵状，表面具赤褐色腺体。花期 4~10 月。果期 5~11 月。

【生境分布】生于山坡草丛、灌丛、旷野、路旁阴湿处。全市各地均有分布。

【采收加工】夏、秋季采收，鲜用或晒干。

【性味功能】味苦、辛，性寒。凉血止血，清热解毒，活血调经，祛风通络。

【用量用法】15~30 克，水煎服；外用适量，研末敷或捣烂敷患处。

【温馨提示】孕妇忌服。

【民间验方】

毒蛇咬伤：①元宝草根、瓜子金、半边莲各适量，浸酒，涂患处；另取鬼针草、鱼腥草各 30 克，水煎服。②元宝草 30 克，白糖少许，水煎服；另取鲜草适量，白糖少许，捣烂敷患处。③鲜元宝草适量，捣烂敷伤口周围；另取元宝草、半边莲、半枝莲各 15 克，水煎服。④鲜元宝草、半边莲、紫花地丁各 15 克，水煎服；另取鲜草适量，捣烂敷伤口周围。

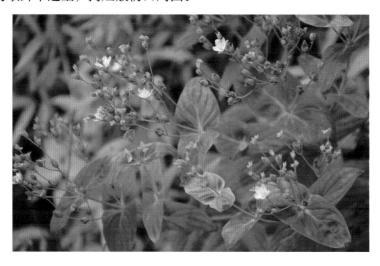

木防己

来　源 为防己科植物木防己 *Cocculus orbiculatus* (L.) DC. 的根。

【别　　名】穿山龙（宁化、清流），倒山芹（永安），寄丝藤、青藤仔（尤溪），药膏藤（大田）。

【形态特征】木质藤本。小枝被绒毛至疏柔毛，或有时近无毛，有条纹。叶片形状变异极大，线状披针形至阔卵状近圆形、狭椭圆形至近圆形、倒披针形至倒心形，有时卵状心形，先端短尖或钝而有小凸尖，有时微缺或2裂，全缘或3裂，有时掌状5裂，两面被密柔毛至疏柔毛。聚伞花序单生或作圆锥花序式排列，腋生或顶生；花单性，雌雄异株。核果近球形，红色至紫红色。花期5~8月，果期8~10月。

【生境分布】生于山坡、路旁、林缘或灌丛中。全市各地均有分布。

【采收加工】全年可采，鲜用或晒干。

【性味功能】味苦、辛，性凉。祛风除湿，通经活络，消肿解毒。

【用量用法】9~30克，水煎服；外用适量，捣烂敷或磨浓汁涂患处。

【温馨提示】孕妇慎服。

【民间验方】

1. 毒蛇咬伤：①木防己根用烧酒浸1天，取出，晾干，反复7次。用时取根

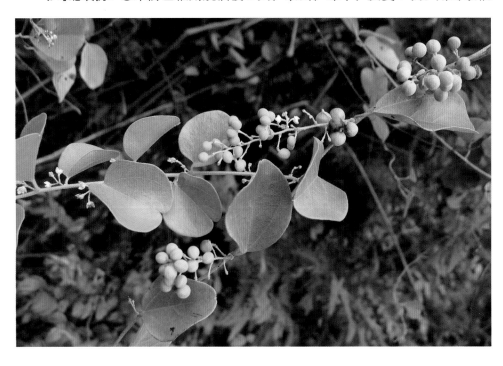

磨烧酒服，或将根捣烂敷患处。②鲜木防己根、茎、叶各适量，捣烂敷患处。③木防己、黄蜀葵根各适量，磨白酒，从上而下涂敷伤口。④木防己根磨米泔水涂患处周围。⑤木防己根 9 克，白酒少许，磨汁外搽；亦可内服。⑥木防己根研末，每次 9 克，每日 3 次，开水送服；另取藤叶适量，煎水洗患处。⑦鲜木防己根 60 克，水煎服；另取鲜全草适量，捣烂敷患处。

2.**青竹蛇咬伤**：木防己根、青木香、盐肤木根各等量，研末，酌加白酒同擂出汁，涂伤口肿处，干即涂；另取粉末 4.5 克，凉开水送服，日 1~3 次。

木芙蓉

来　　源: 为锦葵科植物木芙蓉 *Hibiscus mutabilis* l. 的根、叶、花。

【别　　名】芙蓉花（通称），白花树（宁化），芙蓉（尤溪、大田），山芙蓉、凤阳花（尤溪），能一飞（永安）。

【形态特征】落叶灌木或小乔木，高 2~4 米。小枝、叶柄、叶、花梗、小苞片、花萼和果实均被毛。叶大，互生，宽卵形至卵圆形或心形，常 5~7 掌状浅裂，裂片三角形，先端渐尖，具钝圆锯齿。花大，单生于枝端叶腋间；花瓣 5 或重瓣，初开时白色或淡红色，后变深红色。蒴果扁球形。种子肾形，背面被长柔毛。花期 8~11 月，果期 9~12 月。

【生境分布】为常见花卉之一，多栽培于庭园、堤岸。全市各地均有分布。

【采收加工】根全年可采，叶夏、秋季采，花于秋季含苞待放时采，鲜用或晒干。

【性味功能】味辛、微苦，性凉。根清热解毒，凉血消肿；叶清肺凉血，解毒消肿；花清热解毒，凉血止血，消肿排脓。

【用量用法】15~30 克，水煎服；外用适量，捣烂敷或研末调敷患处。

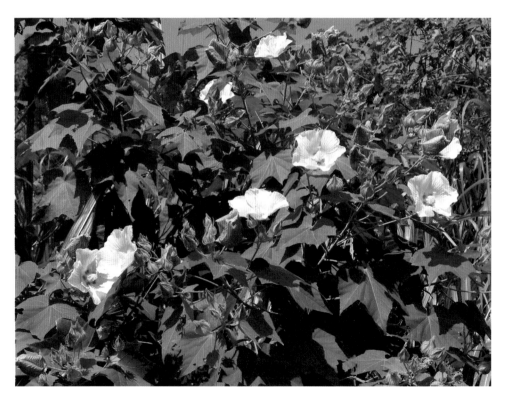

【温馨提示】孕妇忌服。

【民间验方】

1. **毒蛇咬伤**：①鲜木芙蓉叶、石胡荽、土牛膝茎叶各适量，捣烂敷伤处。②鲜木芙蓉叶、花适量，酌加食盐，捣烂敷伤口周围肿胀处，每日换药2次。③木芙蓉叶、花适量，研末，茶汁或植物油调敷患处周围。

2. **青竹蛇咬伤**：鲜木芙蓉根皮适量，捣烂敷伤处；另取鲜根60克，捣汁冲开水，早、晚饭前分服。

3. **蝮蛇咬伤**：鲜木芙蓉叶、鱼腥草、鬼针草各适量，水煎服；另取上药酌加雄黄、食盐捣烂，伤口经常规处理后将药物外敷，每日换药1次。

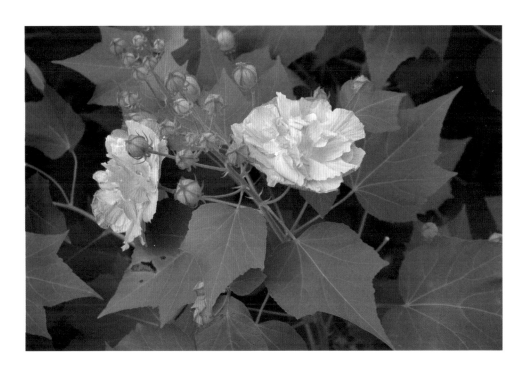

毛大丁草

来　源 为菊科植物毛大丁草 *Gerbera piloselloides* (Linn.) Cass. 的全草。

【别　　名】一枝花、一枝香（通称），洋油草（建宁）。

【形态特征】多年生草本，全株密被白色绵毛。根状茎短，具较粗的须根。叶基生，莲座状，叶片倒卵形、倒卵状长圆形或长圆形，先端圆，基部渐狭或钝，全缘，上面被疏粗毛，老时脱毛，下面密被白色蛛丝状绵毛，边缘有灰锈色睫毛。花葶单生或有时数个丛生，通常长 15~30 厘米；头状花序单生于花葶之顶。瘦果纺锤形，具 6 纵棱，被白色细刚毛。花期 5~6 月，果期 8~9 月。

【生境分布】生于山坡草地、灌丛中。全市各地均有分布。

【采收加工】夏、秋季采收，鲜用或晒干。

【性味功能】味微苦、辛，性平。清热解毒，宣肺和中，行气活血。

【用量用法】6~15 克，水煎服；外用鲜品适量，捣烂敷患处。

【温馨提示】孕妇慎服。

【民间验方】

毒蛇咬伤：①鲜毛大丁草、杏香兔耳风各 12 克，捣汁服；药渣加烧酒浸，先将创口用针拨开，盖上纱布，然后将药喷于创口周围。②鲜毛大丁草 60 克，加酒捣烂绞汁内服；渣外敷伤口周围。③毛大丁草根粉末 15 克，开水冲服；伤口清创后，再将药粉涂敷患处周围。④鲜毛大丁草、绥草、长蒴母草各 30~60 克，鲜徐长卿根 15~30 克，捣取汁，冲等量黄酒服，渣敷伤口周围。

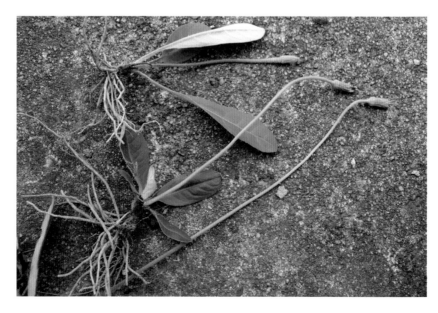

■乌 柏

来　源：为大戟科植物乌桕 *Triadica sebifera* (L.) Small [*Sapium sebiferum* (Linn.) Roxb. 的根皮或树皮、叶。

【别　　名】虹树（通称），蜡子树（宁化、清流），写桥子（宁化），虹子树（三元），蜡烛树、虹（永安），柏树（大田），柏柴（大田、沙县），肯树（沙县），乌柏柴、两头通（建宁），求子树（泰宁）。

【形态特征】落叶乔木，高达 15 米，有乳汁。树皮暗灰色，有纵裂纹。叶互生，菱形至宽菱状卵形，先端渐尖至长渐尖，基部宽楔形，全缘；叶柄细长，顶端有 2 个腺点。穗状花序顶生；花小，密集，黄绿色，单性，雌雄同株；雄花生于穗状花序上部，先开；雌花 1~4 朵生于花序基部。蒴果木质，椭圆状球形，熟时黑褐色；种子近球形，黑色，外被白蜡。花期 4~8 月，果期 8~11 月。

【生境分布】栽培或生于山坡、路旁、溪河边、村庄附近。全市各地均有分布。

【采收加工】根、树皮全年可采，叶夏、秋采，鲜用或晒干。

【性味功能】根皮或树皮味苦，性微温；泻下逐水，消肿散结，解蛇虫毒。叶味苦，性微温；逐水攻下，消肿散结。均有毒。

【用量用法】根 9~12 克，叶 6~12 克，水煎服；外用适量，煎水洗或捣烂敷患处。

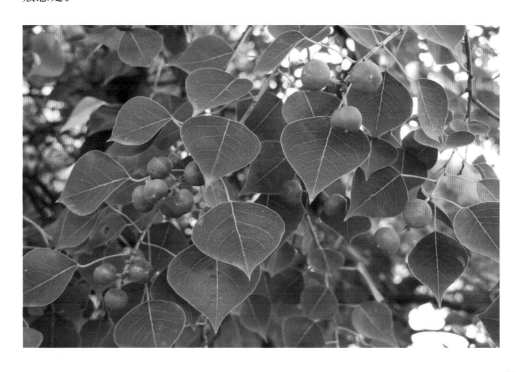

【温馨提示】孕妇忌服。《本草纲目》："气虚人不可用之。"

【民间验方】

毒蛇咬伤： ①鲜乌桕树二层皮 30 克，捣烂，米酒适量和匀，去渣，1 次饮至微醉为度，药渣敷伤口周围。②鲜乌桕根 15~30 克，水煎服；另取鲜叶适量，酌加雄黄，捣烂敷伤口周围。③鲜乌桕叶适量，食盐少许，捣烂敷伤口周围。④鲜乌桕嫩叶捣作小丸，每服 7~8 丸，冷开水送下；另取鲜叶适量，捣烂，一部分调冷开水洗，一部分敷伤口周围。⑤鲜乌桕叶 30 克，酌加冬蜜，捣烂敷患处；另取乌桕叶、冰糖各 15 克，水炖服。⑥鲜乌桕嫩叶适量，嚼烂，酌加砂糖调匀，敷于伤口周围；另用鲜根白皮适量，捣汁 1 汤匙服；大便未解者，2 小时后可再服 1 汤匙。⑦鲜乌桕嫩枝梢 15 克，捣烂，加冷开水调匀，取汁服，同时饮大量冷开水以延缓中毒时间；另取鲜乌桕嫩叶，酌加食盐，捣烂敷伤口周围肿胀处。⑧鲜乌桕叶捣烂浸米泔水中，取汁涂抹患处，或鲜叶煎水洗伤口。⑨乌桕叶、银花藤、杠板归、星宿菜、赤地利各适量，水煎，取药液由上向下熏洗患处，每日数次。

附 注

《有毒中草药大辞典》载，乌桕的乳白色树汁、叶及种子有毒，毒性成分为乌桕苦味质，对胃肠道有明显刺激作用，吸收后可引起一系列神经系统症状。误服或过量服用可致中毒，表现为恶心、呕吐、腹泻、腹痛、口干。也可有头痛、眼花、耳鸣、失眠、心慌、剧烈咳嗽、喉痒、出冷汗等。重者不能站立，四肢及口唇麻木，心慌，面色苍白，四肢厥冷。

乌蔹莓

来　源：为葡萄科植物乌蔹莓 *Causonis japonica*（Thunb.）Raf. [*Cayratia japonica*（Thunb.）Gagnep.] 的全草。

【别　　名】五爪龙（尤溪、沙县、大田、宁化、清流、建宁），见肿消、猴子接骨藤（宁化），五爪藤（大田），五叶藤、母猪藤、红母猪藤（建宁），藤茶（泰宁）。

【形态特征】草质藤本。茎、幼叶、叶柄带紫红色，幼枝被柔毛。叶为鸟足状复叶；小叶5片，中央小叶较大，椭圆形、长圆形至狭卵形，先端急尖或短渐尖，基部钝圆或宽楔形，边缘有疏锯齿，侧生小叶较小。聚伞花序腋生或假腋生；花小，黄绿色。浆果倒卵形，成熟时黑色。花期5~9月，果期7~12月。

【生境分布】生于山坡、路旁、溪河边、菜园篱边、灌丛中、疏林下。全市各地均有分布。

【采收加工】夏、秋季采收，鲜用或晒干。

【性味功能】味酸、苦，性寒；有小毒。清热利湿，消肿解毒。

【用量用法】15~30克，水煎服；外用鲜品适量，捣烂敷患处。

【民间验方】

1.**毒蛇咬伤**：①鲜乌蔹莓捣烂取汁60毫升，水酒冲服；另取鲜乌蔹莓、木

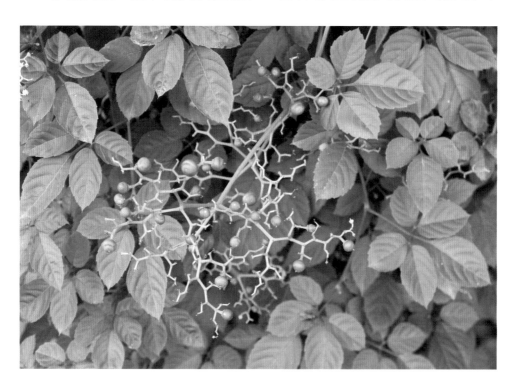

芙蓉叶各适量，捣烂敷患处周围。②鲜乌蔹莓60克，捣烂，冷开水冲泡，连渣服；另取鲜全草适量，捣烂敷患处周围。③鲜乌蔹莓、半边莲、紫花地丁各适量，食盐少许，捣烂敷患处周围，每日换药1~3次。

　　2. **毒蛇咬伤，眼前发黑，视物不清**：鲜乌蔹莓捣烂取汁60毫升，米酒冲服；另取鲜全草适量，捣烂敷患处周围。

　　3. **毒蛇咬伤（咽喉肿痛、吞咽困难、呼吸困难）**：鲜乌蔹莓60克，鲜朱砂根50克，水煎，频频饮服。

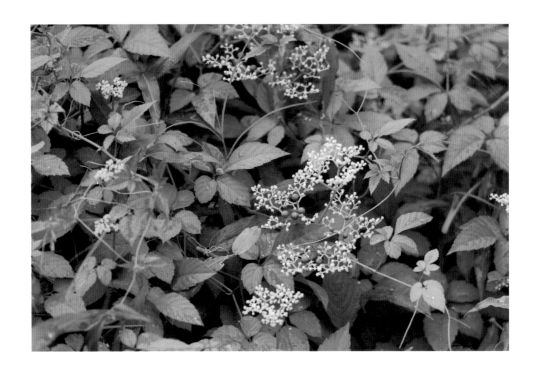

凤仙花

来　源：为凤仙花科植物凤仙花 *Impatiens balsamina* L. 的全草及花。

【别　　名】指甲花（通称），手甲花（三元、沙县）、白金凤（三元），蚝子花、手指花（清流），手指甲花（宁化）。

【形态特征】一年生草本，高 40~100 厘米。茎肉质，直立，节常膨大。叶互生；叶柄两侧有数个腺体；叶片披针形，先端长渐尖，基部渐狭，边缘有锐锯齿。花单生或数朵簇生叶腋，白、粉红、红、紫色或杂色，单瓣或重瓣。蒴果纺锤形，熟时一触即裂，密生短茸毛。种子多数，卵圆形，黑色。花期 5~9 月，果期 8~9 月。

【生境分布】为常见花卉之一，多栽培于庭园、房前屋后。全市各地均有分布。

【采收加工】夏、秋季采收，鲜用或晒干。

【性味功能】全草味苦、辛，性温；有小毒；祛风活血，消肿解毒。花味甘、苦，性微温；祛风除湿，活血止痛，解毒杀虫。

【用量用法】全草 6~15 克，花 1.5~3 克，水煎服；外用适量，捣烂敷或煎水洗患处。

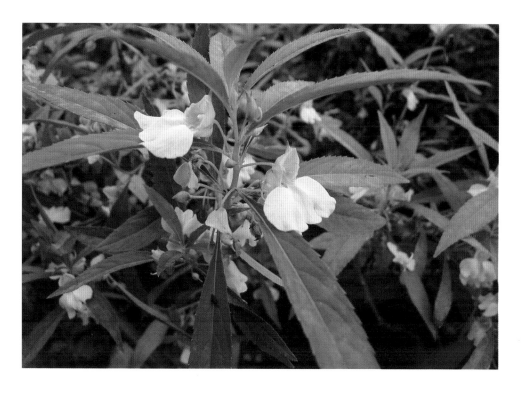

【温馨提示】孕妇忌服。

【民间验方】

毒蛇咬伤：①鲜风仙花全草或花 120~150 克，捣烂绞汁服，渣敷伤口周围。②鲜风仙花全草适量，捣烂敷伤口周围。③鲜风仙花 30 克，鲜半边莲、乌桕叶、杠板归、七叶一枝花、鬼针草各 15 克，捣烂敷伤口周围。若伤口发热，酌加白糖同捣。④风仙花、木芙蓉花、天南星各等量，研末，水酒调敷伤口周围。⑤鲜风仙花适量，酌加雄黄末，捣烂敷伤口周围。⑥鲜风仙花全草 9~15 克，煎汤半碗内服，渣捣烂敷伤口周围。⑦鲜风仙花全草 100 克，捣烂敷于蛇牙印周围，此时毒液将逐渐从伤口流出；另取鲜风仙花全草 200 克，切碎，用沸水冲泡 10 分钟后，1 次顿服，3 小时后再服 1 次。

【参考资料】民间有房前屋后种风仙花防蛇入室之说。

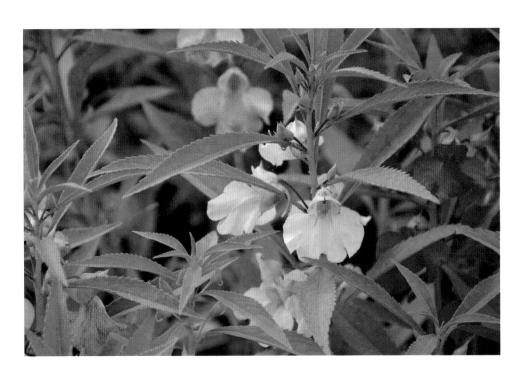

■ 石胡荽

来　源：为菊科植物石胡荽 *Centipeda minima* (L.) A. Br. & Asch. 的全草。

【别　　名】鹅不食草（通称），地胡椒（尤溪、三元、明溪、清流、宁化），猪屎草（大田、清流、宁化），龙吐珠（宁化），猪屎咀（永安），猪屎屑（大田），匍地杨梅、杜远草（三元），地杨梅、珠子草（沙县），肺心包、鸟另草、猪粪虱（尤溪），胡椒草（泰宁）。

【形态特征】一年生小草本，高 5~20 厘米。茎匍匐，多分枝。叶互生，楔状倒披针形或楔形，先端钝，基部楔形，全缘或有少数锯齿，上面无毛，下面微被蛛丝状毛。头状花序小，单生于叶腋，扁球形；花冠细管状，淡黄绿色；两性花花冠管状，淡紫红色。瘦果椭圆形，有四棱。花果期 6~10 月。

【生境分布】生于路旁、荒野、田园、草坪、田埂、水沟旁、庭园。全市各地均有分布。

【采收加工】夏、秋季采收，鲜用或晒干。

【性味功能】味辛，性温。祛风通窍，解毒消肿。

【用量用法】6~15 克，水煎服；外用鲜品适量，捣烂敷或绞汁涂患处。

【温馨提示】孕妇忌服。

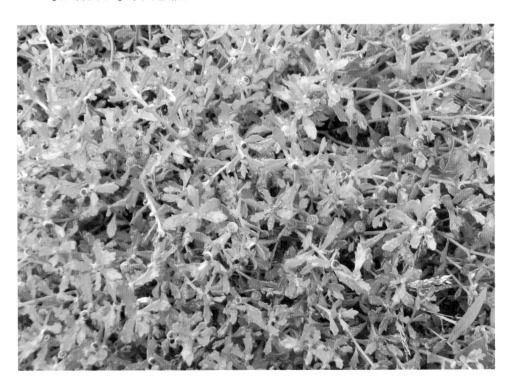

【民间验方】

1.毒蛇咬伤：①鲜石胡荽、旱莲草、盐肤木根皮各适量，捣烂敷患处。②鲜石胡荽 30 克，捣烂绞汁，冲开水服；另取鲜全草适量，捣烂敷伤口周围。③鲜石胡荽适量，嚼烂敷患处。④鲜石胡荽、滴水珠、金毛耳草、马齿苋各适量，捣烂敷伤口周围。⑤鲜石胡荽、一枝黄花、黄疸草各 60 克，捣烂敷伤口周围。

2.青竹蛇咬伤：①鲜石胡荽适量，酒糟、烧酒或茶油少许，捣烂厚敷伤处周围。②鲜石胡荽 6 克，捣烂，酒适量冲服；另取鲜草适量，捣烂，加童便调敷伤口肿胀起疱处。

3.银环蛇咬伤：石胡荽、徐长卿、石菖蒲各 10 克，半边莲、八角莲、青木香、土牛膝各 20 克，大青根、射干各 30 克，共研末，每次 15 克，开水送服，每日 3 次。

4.蝮蛇咬伤：鲜石胡荽 10 克，鲜辣蓼 15 克，鲜酢浆草 30 克，捣烂敷伤处周围。

5.蛇咬伤胸痛：鲜石胡荽 60 克，捣烂取汁，加白糖少许，冲开水内服，每日 1~2 次。

6.毒蛇咬伤昏迷不醒：石胡荽焙干研末，吹入鼻内，数次即清醒，或将鲜草用力搓揉成小丸，塞入患者鼻孔内（男左女右）。

龙 葵

来 源：为茄科植物龙葵 *Solanum nigrum* l. 的全草或根。

【别　　名】七粒扣（宁化、三元、尤溪），兰地爬（三元），大泡卢（沙县），古钮菜（大田），金七娘、山辣椒（尤溪），野辣椒（泰宁、宁化），苦葵（宁化）。

【形态特征】一年生直立草本，高 20~100 厘米。茎多分枝，有棱角或不明显，基部往往木质化。叶互生；叶片卵形，先端短尖，基部楔形以至于下延到叶柄，全缘或具不规则波状粗锯齿，两面疏生短毛。蝎尾状聚伞花序腋外生，通常有花 4~10 朵；花小，花冠白色。浆果球形，有光泽，成熟时黑色。花果期 3~11 月。

【生境分布】生于田边、路旁、荒地及村舍附近。全市各地均有分布。

【采收加工】夏、秋季采收，鲜用或晒干。

【性味功能】味苦，性寒；有小毒。清热解毒，活血消肿。

【用量用法】15~30 克，水煎服；外用适量，捣烂敷或煎水洗患处。

【温馨提示】过量服用可出现咽喉瘙痒、烧灼，上腹部疼痛，恶心、呕吐、腹泻等；进而脱水、酸碱失衡、血压下降；严重者烦躁不安，谵妄或意识丧失，呼吸、循环衰竭。

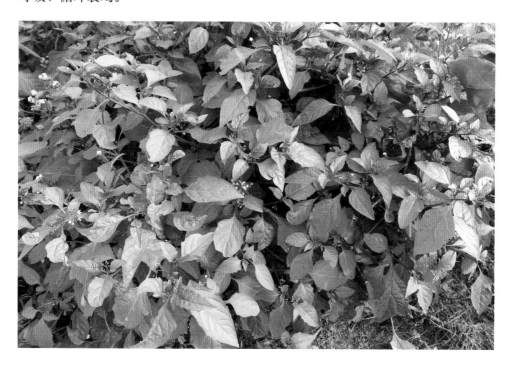

【民间验方】

1.毒蛇咬伤：①鲜龙葵、白马骨叶各 50 克，捣烂绞汁服，渣敷伤口周围。②鲜龙葵 60 克，水煎，酌加酒兑服；另取鲜品适量，捣烂敷伤口周围。③鲜龙葵 100 克，捣汁，高度白酒送服。④鲜龙葵适量，白酒、米饭各少许，捣烂敷患处周围，干即换。

2.蛇伤引起复视：鲜龙葵嫩梢 7 个，洗净揉碎，开水送服。

附　注

同属植物中，功用基本相同的，三明市尚有美洲龙葵（少花龙葵）*S.americanum* Mill.［*S. photeinocarpum* Nakamura］，其主要区别为：美洲龙葵植株纤细；花序近伞形，常 1~6 花；果及种子均较小。

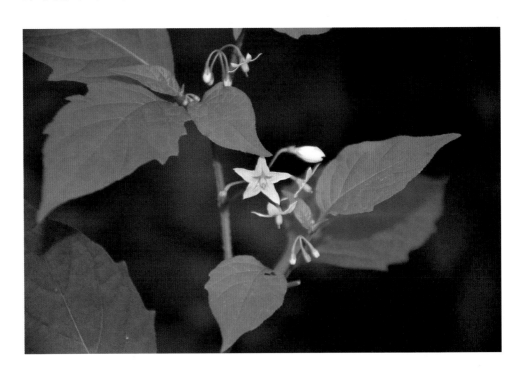

■ 东风菜

来　源：为菊科植物东风菜 *Aster scaber* Thunb. ［*Doellingeria scabra* (Thunb.) Nees］的根茎及全草。

【形态特征】多年生草本，高 1~1.5 米。根茎粗短，须根多数。茎直立，中部有时略带红色，有糙毛。叶互生；叶柄具翅；叶片心形，先端尖，边缘具小尖头的刺，上面绿色，下面灰白色，两面有糙毛；中部以上的叶渐小，卵状三角形。头状花序圆锥伞房状排列；总苞片约 3 层，不等长，边缘膜质；边花雌花，1 层，舌状，舌片白色；中央两性花管状，黄色。瘦果倒卵形或椭圆形，无毛；冠毛污黄色。花期 6~10 月，果期 8~11 月。

【生境分布】生于山地、林缘、溪谷旁、草丛中。分布于尤溪、永安、明溪、宁化。

【采收加工】夏、秋季采收，鲜用或晒干。

【性味功能】味辛、甘，性寒。清热解毒，祛风止痛。

【用量用法】15~30 克，水煎服；外用适量，捣烂敷或煎水洗患处。

【民间验方】

1. 毒蛇咬伤：①东风菜根茎 30 克，水煎服；另取根茎研末调敷患处周围。②鲜东风菜根茎、龙胆草各 45 克，捣汁服，渣敷患处周围。③鲜东风菜 30 克，

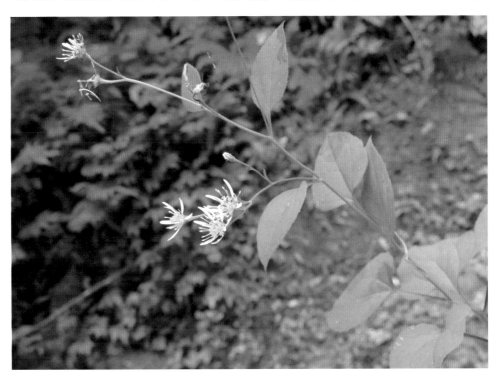

鲜龙胆草、斑叶兰各 15 克，酌加浓茶捣汁服，渣敷患处周围。④鲜东风菜根茎、垂盆草各适量，捣烂敷患处周围。

2.**蕲蛇咬伤：**鲜东风菜全草适量捣烂，取汁一小杯，内服；渣外敷伤口周围。

3.**尖吻蝮、蝮蛇、竹叶青蛇咬伤：**东风菜、龙胆草各等量，研末，每次 3 克，每日 3 次，开水送服；另取鲜根适量，捣烂敷伤口周围。

附　　注

同属植物中，功用基本相同的，三明市尚有短冠东风菜 *A. marchandii* H. Lév.［*Doellingeria marchandii* (Lévl.) Ling］，其主要区别：叶片心形，中部叶柄不具翅。总苞片 3 层近等长，仅内层总苞片的边缘膜质。瘦果被粗伏毛；冠毛褐色。

田　菁

来　源：为豆科植物田菁 *Sesbania cannabina* (Retz.) Poir. 的叶。

【形态特征】一年生亚灌木状草本，高 1~3 米。茎绿色，有时带褐色至红色，微被白粉，有不明显淡绿色线纹，折断有白色黏液，枝髓粗大充实。偶数羽状复叶；小叶 20~30（~40）对，对生或近对生，线状长圆形，先端钝，有细尖，基部圆形，两面密生褐色腺点。总状花序腋生，有花 3~6 朵；花冠黄色。荚果细长，长圆柱形，有尖喙。花果期 7~12 月。

【生境分布】生于田间路旁或潮湿地。分布于三元、尤溪、宁化、泰宁。

【采收加工】夏季采收，鲜用或晒干。

【性味功能】味甘、微苦，性平。清热凉血，解毒利尿。

【用量用法】15~60 克，水煎服；外用鲜品适量，捣烂敷患处。

【民间验方】

毒蛇咬伤：鲜田菁叶 60 克，捣烂绞汁，入黄酒 60 克，炖服；渣敷患处。

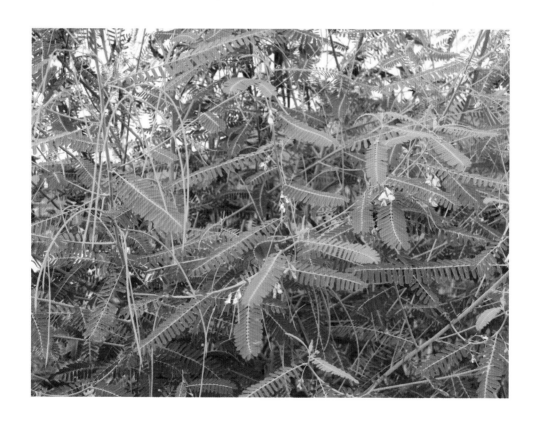

叶下珠

来　源：为大戟科植物叶下珠 *Phyllanthus urinaria* L. 的全草。

【别　　名】野麻珠（三元），夜合草（明溪、宁化、清流、将乐），鸭母珠（沙县、尤溪），钮子柴（宁化），积药草、珍珠草、夜盲草（建宁），大叶苍蝇翅（清流），疳草（大田）。

【形态特征】一年生草本，高 10~50 厘米。茎直立，通常带紫红色，具翅状纵棱。单叶互生，排成 2 列；叶片长圆形至倒卵状长圆形，先端斜或有小凸尖，基部偏斜或圆形。花小，单性，雌雄同株，无花瓣，结果后中部呈紫红色。蒴果圆球形，几无柄，似贴生于叶下面，故名"叶下珠"。花期 5~10 月，果期 7~11 月。

【生境分布】生于山坡、路旁、田边、荒地、园地。全市各地均有分布。

【采收加工】夏、秋季采收，鲜用或晒干。

【性味功能】味微苦，性凉。清热解毒，清肝明目，消积，利水。

【用量用法】15~30 克，水煎服；外用鲜品适量，捣烂敷患处。

【民间验方】

1. 毒蛇咬伤：①鲜叶下珠适量，捣汁，酌加米泔水调匀，冲洗伤口；另取鲜叶下珠适量，捣烂敷患处周围。②鲜叶下珠、雾水葛、金毛耳草各等量，擂米泔水敷患处周围，日换药 2 次。③鲜叶下珠、白花蛇舌草、石胡荽、半边莲、地耳草、鬼针草各 30 克，捣汁，酌加冰糖炖服，渣敷患处周围。

2. 青竹蛇咬伤：①鲜叶下珠 60 克，水煎服；另取鲜叶下珠适量，捣烂敷伤处周围。②鲜叶下珠 60~125 克，捣烂绞汁，用酒或米汤冲服，渣敷患处。

③鲜叶下珠适量，捣烂，加雄黄末、酒各少许，调匀敷患处周围。

3. 循环毒型毒蛇咬伤：叶下珠 24 克，爵床、一枝黄花、蟛蜞菊各 18 克，丁葵草 15 克，白花蛇舌草 30 克，水煎服，渣敷伤口周围。

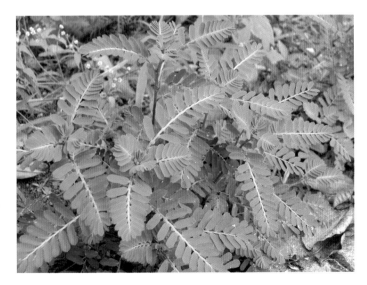

仙鹤草

来　源: 为蔷薇科植物龙芽草 *Agrimonia pilosa* Ledeb. 的全草。

【别　　名】龙岩草（永安、宁化），金顶龙牙草、狗咬草（永安），五爪金龙（明溪、清流），大叶隔食草、飞扬草、硬壳飞扬草（宁化），母不离子（建宁），五爪龙、铁马鞭（泰宁），蛇藤草（将乐），寒沙草、黄花子草（大田），石打穿（尤溪），老鹤嘴（沙县）。

【形态特征】多年生草本，高 30~120 厘米，全株密生长毛。根多呈块茎状，周围长出若干侧根。奇数羽状复叶互生，通常有小叶 3~4 对；小叶片无柄或有短柄，倒卵形、倒卵状椭圆形或倒卵状披针形，先端急尖至圆钝，稀渐尖，基部楔形至宽楔形，边缘有锯齿，下面有显著腺点。总状花序顶生；花瓣黄色，长圆形。瘦果倒卵圆锥形，被疏柔毛，顶端有数层钩刺。花果期 5~12 月。

【生境分布】生于山坡、路旁、林缘、溪沟边或草地。全市各地均有分布。

【采收加工】夏、秋季采收，鲜用或晒干。

【性味功能】味苦、涩，性平。收敛止血，止痢，杀虫，解毒消肿。

【用量用法】15~30 克，水煎服；外用鲜品适量，捣烂敷患处。

【民间验方】

1.**毒蛇咬伤**：①鲜龙芽草叶适量，捣烂或嚼烂敷伤口周围。②鲜龙芽草叶 1 份，鲜沙氏鹿茸草半份，酌加米泔水，擂烂敷伤口周围。③鲜龙芽草捣汁 1 杯，温酒冲服，渣捣烂敷伤口周围。

2.**竹叶青蛇咬伤**：龙芽草根适量，磨唾液涂伤口周围。

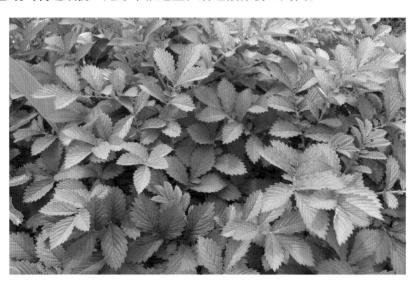

白　箣

【来　源】为五加科植物白箣 *Eleutherococcus trifoliatus* (Linnaeus) S. Y.Hu［*Acanthopanax sepium* Seem.］的根、叶。

【别　名】白箣花、三加皮（通称），苦刺（三元、宁化），三叶刺（大田），蛇苞藤（永安），三瓜皮（明溪、清流），三加风（宁化、清流），刺三加（宁化）。

【识别要点】攀缘状灌木，高 1~7 米。枝细弱铺散，新枝棕黄色，老枝灰白色，枝疏生扁平的先端钩状的下向皮刺。掌状复叶互生，小叶 3，稀 4~5，中央一片最大，椭圆状卵形至椭圆状长圆形，稀倒卵形，先端尖或短渐尖，基部楔形，边缘有细锯齿或疏钝齿。伞形花序数个顶生；花小，黄绿色。果圆球形，熟时黑色。花期 8~10 月，果期 9~12 月。

【生境分布】生于林缘、山坡、灌丛、溪边及村庄周围。全市各地均有分布。

【采收加工】根全年可采，叶夏、秋季采，鲜用或晒干。

【性味功能】味苦、辛，性凉。根清热解毒，祛风利湿，舒筋活血；叶解毒消肿。

【用量用法】15~30 克，水煎服；外用适量，捣烂敷或煎水洗患处。

【温馨提示】孕妇慎服。

【民间验方】

毒蛇咬伤：①鲜白箣根皮适量，酌加烧酒擂烂绞汁，自上而下涂搽红肿处，渣敷患处周围，重者可另服 30~40 毫升。②鲜白箣根皮适量，磨白酒外涂伤口周围。重者可用根 50 克水煎服。

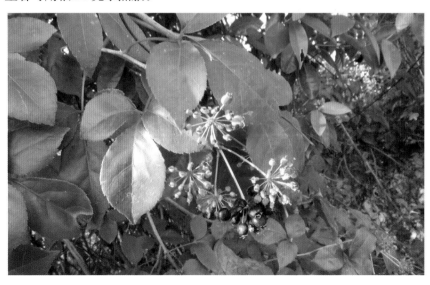

白花蛇舌草

来　源：为茜草科植物白花蛇舌草 *Hedyotis diffusa* Willd. 的全草。

【别　　名】蛇总管（三元、永安、大田），蛇皮仔（三元），细叶柳、白花十字草（宁化、清流），杉刺草（尤溪），蛇舌草（将乐）。

【形态特征】一年生纤细披散草本，高 20~50 厘米。茎稍扁，光滑无毛，从基部开始分枝。叶对生；无柄；托叶基部合生成鞘状，先端芒尖；叶片线形至线状披针形，顶端急尖，边缘干后常背卷，上面光滑，下面有时粗糙。花单生或双生于叶腋，常具短而略粗的花梗；花冠白色，管形。蒴果扁球形，花萼宿存。花期 7~9 月，果期 8~10 月。

【生境分布】生于潮湿的田边、路旁、沟边、旷野、草地。全市各地均有分布。

【采收加工】夏、秋季采收，鲜用或晒干。

【性味功能】味甘、苦，性凉。清热解毒，利水消肿，活血止痛，抗肿瘤。

【用量用法】15~30 克，水煎服；外用适量，捣烂敷或煎水洗患处。

【温馨提示】孕妇慎服。

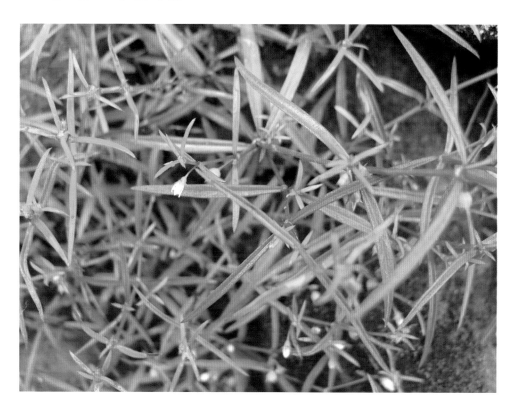

【民间验方】

1. 毒蛇咬伤：①鲜白花蛇舌草适量，烧酒少许，捣烂绞汁服，渣敷伤口周围。②鲜白花蛇舌草、半边莲各适量，捣烂，置第2次米泔水中浸泡半小时，取出，绞汁服，渣敷伤口周围。③鲜白花蛇舌草、叶下珠各适量，捣烂绞汁服，渣敷伤口周围。④鲜白花蛇舌草90~120克，水煎服；另取鲜草适量，捣烂敷患处。⑤白花蛇舌草、葎草、白茅根各30克，万年青根9克，水煎服。⑥鲜白花蛇舌草30克，水煎服；另取七叶一枝花磨醋涂患处周围。

2. 青竹蛇咬伤：①鲜白花蛇舌草120克，地瓜酒120毫升炖服，渣捣烂加雄黄少许，外敷患处周围。②鲜白花蛇舌草、半枝莲、半边莲、爵床、地耳草各等量，捣烂绞汁服。

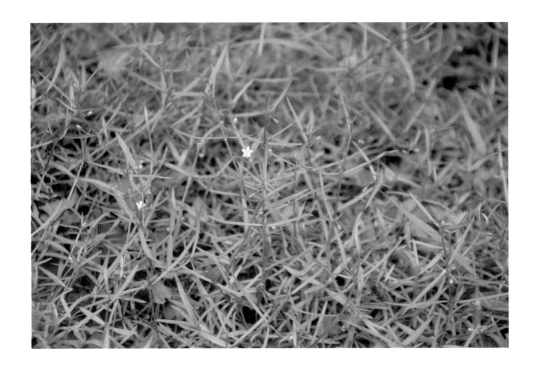

瓜子金

来 源：为远志科植物瓜子金 *Polygala japonica* Houtt. 的全草。

【别　　名】金锁匙（泰宁、宁化、尤溪、三元）， 小远志、小英雄、散血丹、瓜子草（宁化）， 小花远志（尤溪）， 疳药仔（大田）， 千年树、千年矮（建宁）。

【形态特征】多年生草本，高 15~20 厘米。茎丛生，直立或斜生，绿褐色或绿色，具纵棱，被卷曲短柔毛。叶互生，卵形或卵状披针形，形似"瓜子"故称"瓜子金"，先端钝，具短尖头，基部圆形至阔楔形，全缘，反卷，两面近无毛或被短柔毛。花两性，总状花序与叶对生，或腋外生；花瓣 3，白色至紫色。蒴果广卵形而扁。花期 3~5 月，果期 4~7 月。

【生境分布】生于山坡、田埂、路旁、草丛中。全市各地均有分布。

【采收加工】夏、秋季采，鲜用或晒干。

【性味功能】味辛、苦，性平。镇咳化痰，清热解毒，活血散瘀，安神益智。

【用量用法】6~15 克，水煎服；外用鲜品适量，捣烂敷患处。

【温馨提示】孕妇慎服。

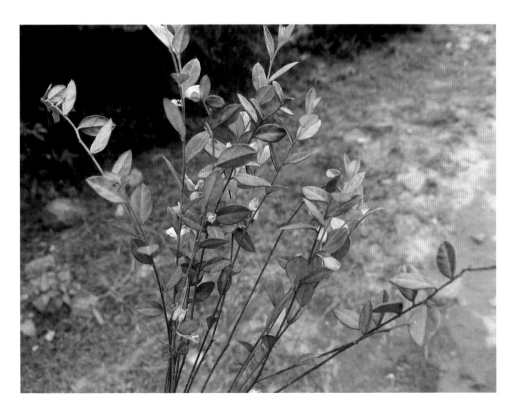

【民间验方】

1.毒蛇咬伤: ①瓜子金、半边莲、元宝草根各适量浸白酒中,取泡好的白酒涂伤口周围;另取鬼针草、鱼腥草各 30 克,水煎服。②鲜瓜子金适量,捣烂用第二遍米泔水浸泡片刻,取出敷患处。③鲜瓜子金 30~60 克,捣烂,加冷开水绞汁服;另将药渣加生半夏 1 粒,捣烂敷伤口。④鲜瓜子金适量,捣烂,加酒少许,炒热外敷伤口周围,每日换药 1 次。⑤瓜子金、半边莲、紫花地丁各等量,研末,水泛为丸,每服 15 克,日 3 次,或鲜草煎水服;另取瓜子金捣烂敷,或研末,水调成糊状敷伤口周围。⑥瓜子金、仙茅各 15 克,水煎,冲酒服;另取鲜瓜子金适量,捣烂敷伤口周围。

2.蝮蛇类毒蛇咬伤: ①鲜瓜子金 30~60 克,捣烂,酌加泉水擂汁服,渣敷肿处,每日 2~3 次。②鲜瓜子金 30 克,捣烂敷咬伤处,每日换药 1 次。

3.蛇伤后心烦不安: 鲜瓜子金 30 克,鲜算盘子根 15 克,水煎,一次服下,每日 2 剂。

4.蛇伤头痛: 瓜子金研末,不时搐鼻中,亦可用粉末调醋涂敷伤口周围。

半边旗

来　源：为凤尾蕨科植物半边旗 *Pteris semipinnata* L. 的全草。

【别　　名】侧面虎（宁化），乌路基（清流），老虎毛（明溪），铁蕨（将乐），山兰苋（三元）。

【形态特征】陆生多年生蕨类植物，高 30~100 厘米。根状茎长而横走，先端及叶柄基部被褐色鳞片。叶簇生，近一型；叶柄连同叶轴均为栗红，有光泽且光滑；孢子叶长圆状披针形，二回半边深羽裂；羽片半三角形至三角形，先端长尾状，上侧全缘，下侧羽裂几达叶轴，基部的裂片最长，向上渐短，仅营养叶的顶端边缘有尖锯齿，孢子叶裂片仅先端有 1 尖刺或具 2~3 个尖锯齿。孢子囊群线形，生于裂片边缘的边脉上。5~11 月生孢子。

【生境分布】生于林下、路旁阴湿地及岩缝中。全市各地均有分布。

【采收加工】全年可采，鲜用或晒干。

【性味功能】味苦、微辛，性凉。清热利湿，凉血止血，消肿解毒。

【用量用法】9~30 克，水煎服；外用鲜品适量，捣烂敷或煎水洗患处。

【民间验方】

1. **毒蛇咬伤：**①鲜半边旗叶适量，酌加白糖，捣烂敷伤口周围。②半边旗、天胡荽、鸭跖草各 30 克，水煎代茶；另取上述鲜草各适量，捣烂敷伤口周围及肿处。③鲜半边旗叶适量，嚼烂敷伤口周围；另取鲜半边莲 120 克，捣汁服。

2. **青竹蛇咬伤：**①鲜半边旗叶 1 握，捣烂绞汁 1 杯服；渣外敷伤口。②鲜半边旗叶适量，擂米泔水涂患处。

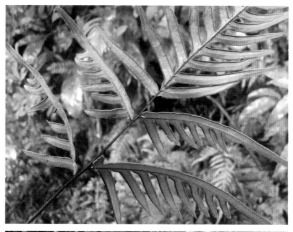

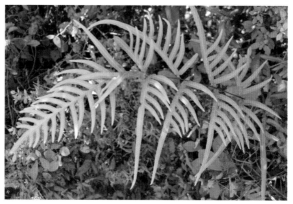

半边莲

来　源：为桔梗科植物半边莲 *Lobelia chinensis* Lour. 的全草。

【别　　名】急解索（通称），乳子菜（三元），粉干草、铁线草、细米草（宁化），鸡舌草（明溪），瓜子仁、乳汁草（大田），鸡矢稠（建宁），额仔草（尤溪），鹤舌早（永安）。

【形态特征】多年生矮小草本，高仅达10厘米。茎细长，多匍匐地面，节处着地生根，分枝直立，折断有白色乳汁渗出。叶互生；无柄或近无柄；叶片条形至条状披针形，先端急尖，全缘或有波状浅锯齿。花两性，通常1朵，单生叶腋；花小，花冠粉红色或白色。蒴果倒圆锥状。花期5~9月，果期7~10月。

【生境分布】生于水田边、沟边、园圃及潮湿的阴坡荒地。全市各地均有分布。

【采收加工】夏、秋季采收，鲜用或晒干。

【性味功能】味甘，性平。清热解毒，利水消肿。

【用量用法】15~30克，水煎服；外用鲜品适量，捣敷或捣汁调涂患处。

【民间验方】

1. 毒蛇咬伤：①鲜半边莲捣汁饮，以滓围涂之。②鲜半边莲15克，鲜鸡冠花蕊30克，用米酒适量捣烂过滤，将药汁内服，渣敷伤口。③半边莲、积雪草、黄疸草、石胡荽鲜全草各等量，捣米泔水外敷患处（留出伤口），日换药2~3次。

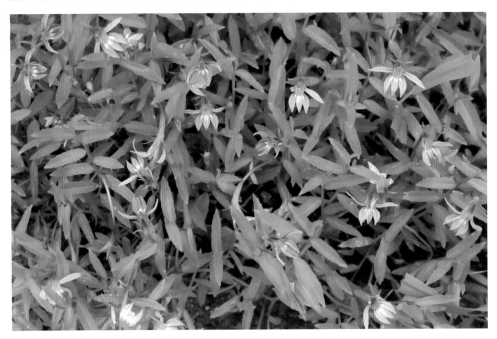

④鲜半边莲 30~60 克，捣烂取汁调蜜服；渣敷患处。⑤鲜半边莲、水芹各 30 克，捣汁服；另取鲜石胡荽、七星莲、豨莶、山梗菜各适量，捣烂敷患处。服药期间，忌食鱼类和鸡、鸭。⑥鲜半边莲、地耳草各 90 克，捣汁，酌加酒冲服。⑦鲜半边莲、活血丹各 15 克，雄黄 5 克，捣烂，酌加酒糟调匀敷伤处，每日换药 2 次。⑧鲜半边莲、半枝莲各等量，捣烂绞汁 60~120 毫升，酌加蜂蜜和酒炖服，伤口扩创后，以渣敷贴。⑨鲜半边莲适量捣汁，酌加冷开水或米酒冲服；渣加冷饭、红糖少许，捣烂敷伤口周围。⑩鲜半边莲、紫花地丁、马兰叶、蛇含各适量，捣烂敷伤口周围。⑪鲜半边莲适量，糯米酒少许，捣烂敷伤口周围；另取鲜半边莲 120 克，捣汁服。⑫鲜半边莲 30~60 克，捣汁，加甜酒 30 毫升调服，服后盖被使出汗；另取鲜全草适量，捣烂敷伤口周围；或加鲜半枝莲等量捣汁，开水送服，渣外敷。⑬鲜半边莲、半枝莲各等量，食盐少许，捣烂敷伤口周围。⑭鲜半边莲、黄花菜叶各适量，捣烂敷伤口周围。⑮鲜半边莲 125~250 克，浓煎分服；另取鲜全草适量，食盐少许，捣烂敷伤口周围及肿胀处。⑯鲜半边莲、天胡荽、连钱草、徐长卿各 30 克，捣汁服，渣敷伤口周围。

2.**青竹蛇咬伤**：①鲜半边莲适量，糯米少许，共捣烂外贴伤处，另取鲜半边莲 500 克，捣烂绞汁服。②鲜半边莲、天胡荽、连钱草各 30~60 克，捣烂绞汁服，渣敷患处。③鲜半边莲、白花蛇舌草、及己根、马兜铃根各适量，捣烂敷伤口周围。

3.**血循环性毒蛇咬伤**：半边莲 30 克，鬼针草 60 克，爵床 30 克，兰花参 15 克，乌桕叶 24 克，水煎服。伴有五官出血者加金银花 30 克。

4.**蛇伤腹痛**：①鲜半边莲捣汁 30 克，八角莲粉末 6 克，温开水冲服，每日 2~3 次。②鲜半边莲 30 克，煎水，吞服乌药末 3 克。

5.**蛇伤口吐白沫**：鲜半边莲 60 克，鲜牡荆嫩枝 30 克，捣汁，分 2~3 次服。

6.**蛇伤呼吸困难，咽喉肿痛**：鲜半边莲捣汁，徐徐滴服。

7.**蛇伤兼有寒热症状**：鲜半边莲 30 克，荆芥、防风各 10 克，薄荷、紫苏叶 5 克，金银花 15 克，水煎服，日 3 次。

8.**蛇伤早期**：半边莲、地耳草、鸭跖草各 18 克，半枝莲 20 克，白芷 6 克，细辛 4 克，青木香、徐长卿各 10 克，紫花地丁 15 克，夏枯草、凤尾草各 12 克，水煎服。

9.**蛇伤导致肾衰竭**：鲜半边莲 250 克，捣汁或煎水当茶饮。

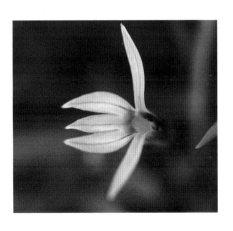

半　夏

来　源：为天南星科植物半夏 *Pinellia ternata* (Thunb.) Makino 的块茎。

【别　　名】旱半夏（泰宁），洋犁头（沙县）。

【形态特征】多年生草本，高 15~30 厘米。块茎圆球形，具须根。叶 2~5 枚，幼时单叶，2~3 年后为三出复叶。叶柄长，基部具鞘，近基部内侧有白色珠芽；幼苗叶片卵状心形至戟形，全缘；老株叶片 3 全裂，长圆状椭圆形或披针形，两头锐尖，全缘或具不明显的浅波状圆齿。花序柄长于叶柄；佛焰苞绿色或绿白色，管部狭圆柱形；檐部长圆形，绿色。浆果卵圆形，黄绿色。花期 5~7 月，果 8 月成熟。

【生境分布】生于田边、村旁、路边、荒地。全市各地均有分布。

【采收加工】秋季采挖，除去须根及外皮，鲜用或晒干。

【性味功能】味辛，性温；有毒。消肿散结。

【用量用法】外用适量，捣烂敷或研末调敷患处。

【温馨提示】生品有毒，不可内服；反乌头。

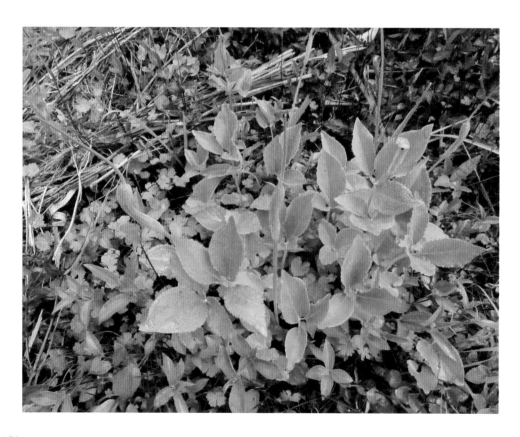

【民间验方】

1. **毒蛇咬伤:** ①鲜半夏磨醋,敷患处。②鲜半夏 15~30 克,鲜天葵根、马齿苋各 30~60 克,鲜王瓜根 30 克,雄黄末 9 克,捣烂,烧酒少许调匀敷伤口周围,日换药 1 次。③鲜半夏适量,磨唾液涂伤口上方及周围,日数次。④鲜半夏、七叶一枝花、金线吊乌龟、苦瓜叶、丝瓜叶各适量,捣烂敷患处周围。

2. **青竹蛇(竹叶青)咬伤:** ①鲜半夏、红辣蓼全草各 30 克,捣烂敷伤口周围。②生半夏磨汁涂敷伤口周围。腹痛者取三脉紫菀 30~60 克,水煎服;肿胀不消者取鲜七叶一枝花、金线吊乌龟各适量,捣烂敷患处。

3. **毒蛇咬伤后眼神呆滞:** 生半夏适量,捣烂,加水搓成丸如花生米大,塞一侧鼻孔(男左女右),约 1 小时后眼睛即可转动,去药,改用鲜石胡荽捣烂塞鼻(男左女右),待眼睛流出泪后取出。

附　注

《有毒中草药大辞典》:中毒"主要表现为口腔、咽喉、胃肠道黏膜及对神经系统的毒性。如口干舌麻,胃部不适,口腔、咽喉及舌部烧灼疼痛、肿胀,流涎,恶心及胸前压迫感,音嘶或失音,呼吸困难,痉挛甚至窒息,最终因麻痹而死。"

丝瓜

【来　　源】为葫芦科植物丝瓜 *Luffa aegyptiaca* P.Mill. [*L.cylindrical* (L.) Roem.] 的根、叶、鲜嫩果实（丝瓜）、老熟果实的维管束（丝瓜络）。

【别　　名】绵瓜（三元、大田、尤溪），乱荠（清流），乱解（宁化），丛楼（将乐），明瓜（清流）。

【形态特征】一年生攀缘草本。茎枝粗糙，具棱，被微柔毛。卷须通常2~4分叉。叶互生，三角形或近圆形，通常掌状5~7裂，裂片三角形，中间较大，先端尖，基部深心形，边缘有锯齿。花单生，雌雄同株；雄花常15~20朵生于总状花序上部，花冠黄色，幅状；雌花单生。果圆柱状，直或稍弯，通常有深色纵条纹。花期3~7月，果期5~9月。

【生境分布】为常见蔬菜之一。全市各地均有栽培。

【采收加工】根、叶、鲜嫩果夏秋季采收，多鲜用，或晒干；丝瓜络于秋季果实老熟时采，除去果皮、种子，晒干。

【性味功能】根味甘、微苦，性凉；解热毒，通经络。叶味苦，性微寒；清热解毒。丝瓜、丝瓜络味甘，性凉；丝瓜清热化痰，凉血解毒；丝瓜络清热解毒，通经活络，消肿解毒。

【用量用法】根、叶、丝瓜络9~15克，丝瓜适量，水煎服；外用鲜品适量，捣烂敷患处。

【民间验方】

1.毒蛇咬伤： ①鲜丝瓜叶适量，捣汁服，渣敷患处周围。②鲜丝瓜根适量，水煎代茶频服。③鲜丝瓜叶、马兰、一枝黄花、黄鹌菜、醉鱼草叶、地耳草各适量，捣烂敷患处周围。若被雌蛇咬伤，另加凤仙花适量。用药期间禁饮酒。

2.银环蛇咬伤： 鲜丝瓜1~2条，捣汁，冲米酒服，渣敷患处周围。

3.蛇伤肿胀不退： 鲜丝瓜根适量，捣极烂，加适量米泔水，煮沸，候温，从上往下洗肿胀处（伤口不洗），每日2次。

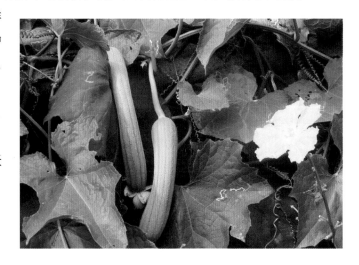

■ 地耳草

来 源：为藤黄科植物地耳草 *Hypericum japonicum* Thunb. ex Murray 的全草。

【别　　名】田基黄（通称），七层塔（三元），黄花子草（清流），七寸金（永安、宁化），一枝香（永安、尤溪），小还魂草（大田、尤溪），黄花蒿、黄花奇（大田），小叶隔食草、黄花草、对叶草、点水草、玉兰香（宁化），肝炎草、蛋黄草（建宁），小叶前蒲香、小叶天蓬香（泰宁），田头香、野茄花、赤头香、猪香草、青龙过江（尤溪），一条香（三元、尤溪），黄花仔（沙县）。

【形态特征】一年生小草本，高 10~40 厘米。根多须状。茎丛生，直立或斜上，四棱形，基部近节处生细根。单叶对生；无叶柄；叶片卵形或宽卵形，先端钝，基部圆形而多少抱茎，全缘，有透明腺点。聚伞花序顶生而成叉状分歧；花小，黄色。蒴果椭圆形。花期 5~6 月，果期 9~10 月。

【生境分布】生于田埂、沟边、山坡、路旁较湿润处。全市各地均有分布。

【采收加工】春、夏、秋季采收，鲜用或晒干。

【性味功能】味甘、苦，性凉。清热利湿，解毒消肿，活血散瘀。

【用量用法】15~30 克，水煎服；外用适量，捣烂敷或煎水洗患处。

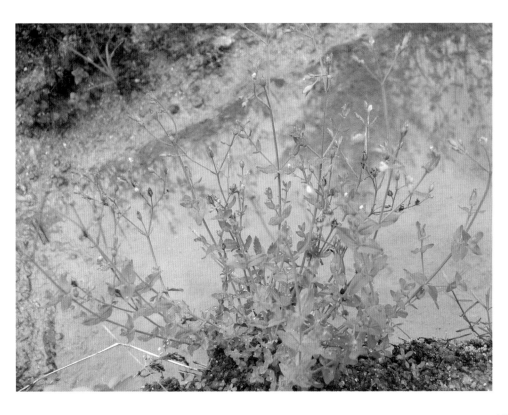

【温馨提示】孕妇忌服。

【民间验方】

1. 毒蛇咬伤：①鲜地耳草 60~120 克，捣汁服；另取鲜地耳草适量，捣烂敷患处。②地耳草、瓜子金、瓶耳小草各等量，研末，撒布患处。③鲜地耳草 60 克，捣烂取汁，加醋 9 克，温开水调服；或水煎，加酒少许温服；渣加水酒少许，捣烂敷伤口周围。④地耳草、青木香各 15 克，天胡荽 30 克，水酒煎服。⑤地耳草适量，水煎外洗；另取鲜地耳草 30 克，水煎，白糖调服。⑥地耳草、半边莲、鱼腥草各 15 克，水煎服；渣捣烂敷伤口周围。⑦鲜地耳草、爵床各 120 克，车前草、一点红、旱莲草各 30 克，捣汁调地瓜酒 60 克服；渣和鲜马齿苋及冷稀饭共捣烂敷伤口周围。⑧鲜地耳草 30~60 克，捣汁，开水冲服，日 1~2 次；渣酌加红糖，捣烂敷伤口周围。⑨鲜地耳草、鬼针草各适量，捣烂敷伤口周围。⑩鲜地耳草捣汁，加少许白酒兑服，渣敷伤口周围。⑪鲜地耳草、地锦草各等量，擂米泔水敷伤口周围，日换药 2 次。

2. 金环蛇、银环蛇、眼镜蛇、竹叶青咬伤：鲜地耳草、白花蛇舌草、旱莲草、爵床、泥花草各 30~60 克，捣汁冲酒服，渣敷患处。

3. 神经毒型毒蛇咬伤：鲜地耳草 30 克，鲜一点红 15 克，鲜韭菜根 20 克，捣取汁和茶叶一撮炖服。

■ 地 菍

来　源：为野牡丹科植物地菍 *Melastoma dodecandrum* Lour. 的地上部分及根。

【别　　名】地稔、小号地茄（通称），牛奶根（永安、清流、宁化），乌豆犁（永安），地茄子（明溪、清流、宁化、建宁），牛奶子、土伦子、流英草（清流），乌瓮子（宁化），土地乌（大田），乌奶茄（尤溪），罩犁仔、狗屎子、什梨子、查梨子（三元），灶篱仔（沙县），蚊坪子（泰宁）。

【形态特征】小灌木，高 10~30 厘米。茎匍匐上升，逐节生根，分枝多，披散，幼时被糙伏毛，以后无毛。叶对生；叶片卵形或椭圆形，先端急尖，基部广楔形，全缘或具密浅细锯齿。聚伞花序，顶生，有花（1~）3 朵；花瓣淡紫红色至紫红色，菱状倒卵形。浆果坛状球形，平截，近顶端略缢缩，肉质，成熟时紫黑色。花期 5~7 月，果期 7~9 月。

【生境分布】生于山坡、路旁、山地田边，为酸性土壤常见植物。全市各地均有分布。

【采收加工】全年可采，鲜用或晒干。

【性味功能】味微甘、涩，性平。清热解毒，活血止血。

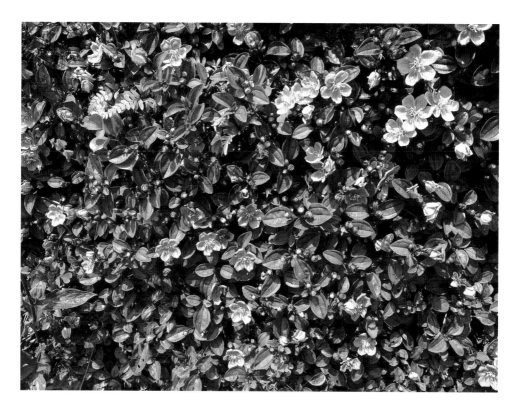

【用量用法】15~30 克，水煎服；外用适量，捣烂敷或煎水洗患处。

【温馨提示】孕妇慎服。

【民间验方】

1.**毒蛇咬伤**：①地菍花和叶 60 克，食盐 15 克，捣烂，入高粱酒 60 克，绞汁，推擦伤口周围，渣敷患处，5 小时换药 1 次。②鲜地菍全草 120 克，鲜南五味根皮 250 克，鲜杜衡全草 15 克，擂烂取汁，药渣调烧酒敷伤口，1 小时后除去，药汁加米泔水拌匀，于肿处自上而下搽洗。③鲜地菍根磨米泔水炖温服；另取鲜叶适量，食盐少许，捣烂敷伤口周围。④鲜地菍全草捣汁 1 杯，冲童便服，渣捣烂敷伤口周围。

2.**烙铁头蛇咬伤**：鲜地菍叶适量，唾液少许，捣烂敷患处。

■ 吊竹梅

来 源：为鸭跖草科植物吊竹梅 *Tradescantia zebrina* Heynh.［*Zebrina pendula* Schnizl.］的全草

【别　　名】管菜（三元、宁化），红鸭跖草（大田）。

【形态特征】多年生草本，长约 1 米。茎稍柔弱，半肉质，多分枝，披散或悬垂。叶互生，无柄；叶片椭圆形、椭圆状卵形至长圆形，先端急尖至渐尖或稍钝，基部鞘状抱茎，鞘口或有时全部叶鞘均被疏长毛，上面紫绿色而杂以银白色，中部和边缘有紫色条纹，下面紫色，通常无毛，全缘。花聚生于 1 对不等大的顶生叶状苞内；花冠管圆筒形，白色，先端 3 裂，紫红色。蒴果。花期 6~8 月。

【生境分布】多栽培于庭园、房前屋后。全市各地均有分布。

【采收加工】全年可采，鲜用或晒干。

【性味功能】味微辛，性寒。清热利湿，凉血解毒。

【用量用法】15~30 克，水煎服；外用鲜品适量，捣烂敷患处。

【温馨提示】孕妇忌服。

【民间验方】

毒蛇咬伤：①鲜吊竹梅 30~60 克，捣烂绞汁冲酒内服，渣敷患处。②鲜吊竹梅、黄鹌菜、半边莲、半枝莲各 30 克，捣汁冲酒服，渣敷患处周围。

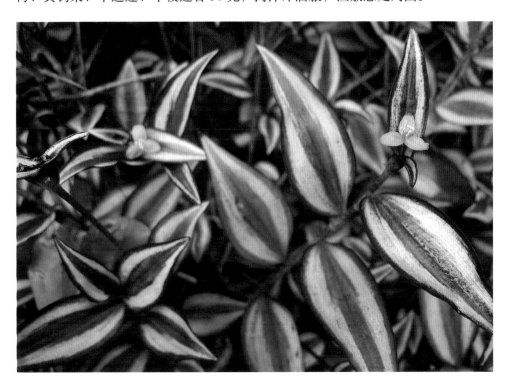

朱砂根

来　　源：为紫金牛科植物朱砂根 *Ardisia crenata* Sims 的根及叶。

【别　　名】珍珠凉伞、富贵满堂、富贵子、硃砂根（通称），金珠凉伞（尤溪），鸡良子、凉伞树、红林山子（沙县），真珠铁凉伞、高脚铁凉伞（三元），雨伞子（永安、大田），铁凉伞（三元、大田），矮错子（明溪、宁化），高脚坐（三元、明溪、清流、宁化），矮脚坐（三元、将乐），天凉伞（建宁），矮斗子（泰宁）。

【形态特征】灌木，高 1~2 米。根状茎横走，稍肉质，微红色，断面白色，有红色小点。茎粗壮，除侧生特殊花枝外，无分枝。叶互生；叶片椭圆形、椭圆状披针形至倒披针形，先端急尖或渐尖，基部楔形，边缘具皱波状或波状齿，具明显的边缘腺点。伞形花序或聚伞花序，着生于侧生特殊花枝顶端；花瓣白色，稀略带粉红色，盛开时反卷，具腺点。果球形，鲜红色，具腺点。花期 5~6 月，果期 10 月至翌年 3 月。

【生境分布】生于山地、沟谷林下阴湿地，或栽培。全市各地均有分布。

【采收加工】全年可采，鲜用或晒干。

【性味功能】味苦、辛，性凉。清热解毒，活血行瘀，消肿止痛。

【用量用法】15~30 克，水煎服；外用鲜品适量，捣烂敷患处。

【温馨提示】孕妇慎服。

【民间验方】

毒蛇咬伤：①鲜朱砂根 60 克，水煎服；另用朱砂根、盐肤木叶或树皮、乌桕叶各适量，煎水清洗伤口；再取鲜朱砂根皮捣烂，敷创口周围。②鲜朱砂根适量，除去木心，捣烂，敷伤口周围。③先用冷开水，反复冲洗伤口，再用朱砂根粉调水搽，并内服朱砂根粉，每次 9~15 克，1 日 3 次；起血疱者捣汁加冰片外敷。

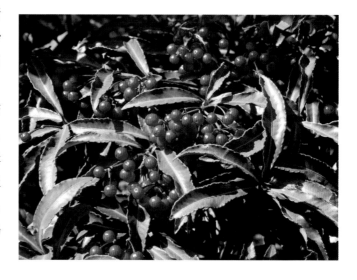

华南远志

来　源：为远志科植物华南远志 *Polygala chinensis* L. [*P. glomerata* Lour.] 的带根全草。

【别　　名】金不换（通称）。

【形态特征】一年生直立草本，高 10~50 厘米。主根粗壮，橘黄色。茎基部木质化，被卷曲短柔毛。单叶互生；叶柄被柔毛；叶片倒卵形、椭圆形或披针形，先端钝，具短尖头，或渐尖，基部楔形，全缘，微反卷，疏被短柔毛，主脉上面凹入，背面隆起。总状花序腋上生，稀腋生，较叶短，花少而密集；花瓣 3，淡黄色或白带淡红色。蒴果圆形，具狭翅及缘毛，顶端微凹。种子卵形，黑色。花期 4~10 月，果期 5~11 月。

【生境分布】生于山坡草地、路旁、灌丛中或溪岸边。全市各地均有分布。

【采收加工】夏、秋季采收，鲜用或晒干。

【性味功能】味辛、甘，性平。清热解毒，化痰止咳，活血散瘀。

【用量用法】15~30 克，水煎服；外用鲜品适量，捣烂敷患处。

【民间验方】

毒蛇咬伤：华南远志 9~15 克，水煎服；另取鲜全草适量，捣烂敷患处周围。

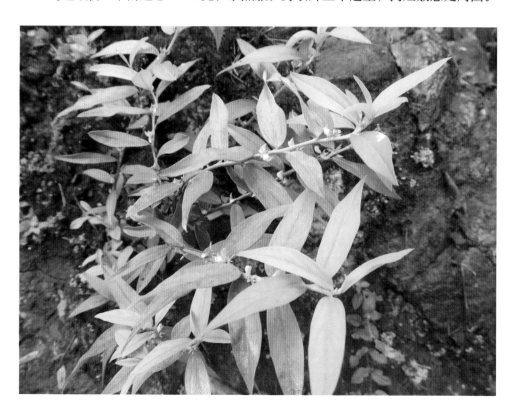

竹叶椒

来　源：为芸香科植物竹叶花椒 *Zanthoxylum armatum* DC. 的根、叶、果实。

【别　　名】大号鸟不踏（尤溪），鱼椒子（宁化），花椒（泰宁、建宁），山花椒（泰宁），野花椒（将乐、建宁）。

【形态特征】灌木或小乔木，高可达 4 米。枝、叶柄、叶轴和中脉上有紫红色扁平的皮刺。奇数羽状复叶互生，叶轴上有翼；小叶 3~9，对生，披针形或椭圆状披针形，先端尖，基部楔形，边缘具细小钝齿，齿间有透明腺点。聚伞状圆锥花序腋生；花小，淡黄绿色，单性。蓇葖果成熟时红色，表面有粗大而突起的腺点。种子黑褐色。花期 3~5 月，果期 6~9 月。

【生境分布】生于低山疏林下、灌丛中，或栽培于房前屋后。全市各地均有分布。

【采收加工】根、叶全年可采，果实于成熟时采，鲜用或晒干。

【性味功能】味辛、微苦，性温；有小毒。温中散寒，活血消肿，祛风止痛，杀虫解毒。

【用量用法】根 9~30 克，叶 9~15 克，果实 6~9 克，均水煎服；外用适量，捣烂敷或煎水洗患处。

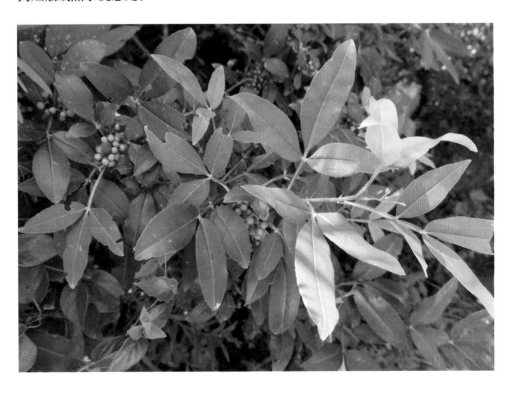

【温馨提示】孕妇忌服。

【民间验方】

1. 毒蛇咬伤： ①竹叶椒果实 60 克，雄黄 3 克，白芷 9 克，七叶一枝花 15 克，捣烂敷患处。②竹叶椒根 60~90 克，水煎服；另取鲜竹叶椒根皮适量，酌加白酒，捣烂敷患处。③竹叶椒根皮研细末，每服 3 克，每日 1~3 次；另取竹叶椒根皮、隔山香根各 30 克，研细末，以甜酒揾烂，搽伤口周围。④鲜竹叶椒叶嚼烂敷患处。⑤鲜竹叶椒叶 30 克，捣烂，一半用冷开水送服，另一半敷伤口周围。患侧麻痹，用鲜竹叶椒叶、望江南叶捣烂外敷。⑥竹叶椒根皮 15 克，七叶一枝花 9 克，半边莲 30 克，水煎服。

2. 银环蛇咬伤： 鲜竹叶椒根皮 15 克或果实 6 克，水煎服；另取竹叶椒根或果实适量，研粉，调白醋涂患处，干则涂。

羊 乳

来　源：为桔梗科植物羊乳 *Codonopsis lanceolata*（Sieb. et Zucc.）Trautv. 的根。

【别　　名】四叶参、山海螺（通称），奶芋（明溪），羊奶、奶卵（清流），罗罗燕、乳碗子、乳藤子、奶参（宁化），糯糯藤（建宁），奶朱头（泰宁），牛奶子根、奶汁婆（大田），土党参、孩儿葛、孩儿参（沙县）。

【形态特征】多年生草质藤本，具白色乳汁。主根呈纺锤形，表面灰黄色。茎缠绕，黄绿而微带紫色。叶在主茎上的互生，披针形或菱状狭卵形，细小；在小枝顶端通常 2~4 叶簇生，呈对生或轮生状，叶片菱状卵形、狭卵形或椭圆形，先端尖或钝，基部渐狭，通常全缘或有疏波状锯齿。花单生或对生于小枝顶端；花冠阔钟状，黄绿色或乳白色，内有紫色斑。蒴果下部半球状，上部有喙。花果期 7~8 月。

【生境分布】生于山坡路旁、山地沟边、山野草丛、林缘。全市各地均有分布。

【采收加工】夏、秋季采挖，鲜用或晒干。

【性味功能】味甘，性平。益气补虚，通乳，解毒消肿，排脓。

【用量用法】15~30 克，水煎服；外用鲜品适量，捣烂敷患处。

【民间验方】

毒蛇咬伤： ①鲜羊乳根磨冷水（或唾液）涂患处周围，干即涂。②鲜羊乳根 120 克，水煎服，当天可服 2 次，连服 3 天；另取龙胆草适量，加水捣烂外敷。③鲜羊乳根 60 克，鬼针草 30 克，半边莲 15 克，瓶尔小草 5 克，水煎服；另取鲜木芙蓉叶适量，捣烂敷患处周围。

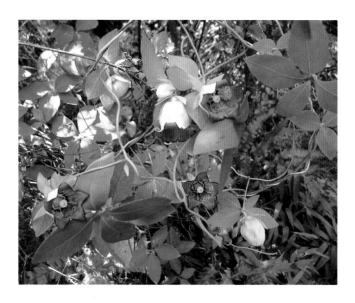

江南山梗菜

来　源：为桔梗科植物江南山梗菜 *Lobelia davidii* Franch 的根或全草。

【别　　名】天栓、天壤、天召、天辣、田咬（沙县），大号半边莲（建宁）。

【形态特征】多年生草本，高可达 180 厘米。主根粗壮，侧根纤维状。茎直立，分枝或不分枝，幼枝有隆起的条纹，无毛或有极短的倒糙毛，或密被柔毛。叶螺旋状排列，下部的早落；叶片卵状椭圆形至长披针形，先端渐尖，基部渐狭成柄；叶柄两边有翅，向基部变窄。总状花序顶生，花冠紫红色或红紫色。蒴果球状，无毛或有微毛。种子黄褐色，椭圆状。花果期 8~10 月。

【生境分布】生于山地林边、路旁、沟边较阴湿处。分布于明溪、清流、宁化、建宁、泰宁、沙县。

【采收加工】夏、秋季采收，鲜用或晒干。

【性味功能】味辛、甘，性平；有小毒。清热解毒，祛痰止咳，利尿消肿。

【用量用法】6~9 克，水煎服；外用适量，捣烂敷或煎水洗患处。

【民间验方】

1.毒蛇咬伤：鲜江南山梗菜、半边莲各适量，捣烂敷患处。

2.蛇伤呼吸困难：鲜江南山梗菜 15 克，鲜半边莲 30 克，水煎服，或捣汁，用温开水冲服；另取鲜全草适量，食盐少许，捣烂敷伤口周围。

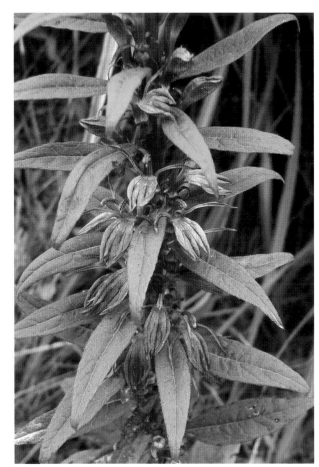

红紫珠

来　源：为马鞭草科植物红紫珠 *Callicarpa rubella* Lindl. 的叶。

【别　　名】止血草（清流）， 白花鸪鸪饭（泰宁）。

【形态特征】灌木，高 1~3 米。小枝被黄褐色星状毛和腺毛，并有黄色腺点。单叶对生；近无柄；叶片倒卵形、倒卵状椭圆形至长圆形，先端尾尖或渐尖，基部心形或近耳形，有时偏斜，边缘具细锯齿或不整齐的粗齿，两面均被星状毛、腺毛、单毛，下面有黄色腺点。聚伞花序腋生，被星状毛或腺毛；花冠紫红色、黄绿色或白色。果实紫红色。花期 5~7 月，果期 7~11 月。

【生境分布】生于山坡疏林、灌丛中或河谷。全市各地均有分布。

【采收加工】夏、秋季采，鲜用或晒干。

【性味功能】味微苦，性凉。凉血止血，解毒消肿。

【用量用法】15~30 克，水煎服；外用鲜品适量，捣烂敷患处。

【民间验方】

毒蛇咬伤：鲜红紫珠叶适量，夜明砂、高度白酒各少许，捣烂敷囟门处，敷药处毛发应剃光，每日 1 贴。敷药后 3 小时若病情发展，可更法治疗，紫珠叶必须擦干，伤口起疱者应刺破，敷药期间忌盐及辛香燥辣之品。

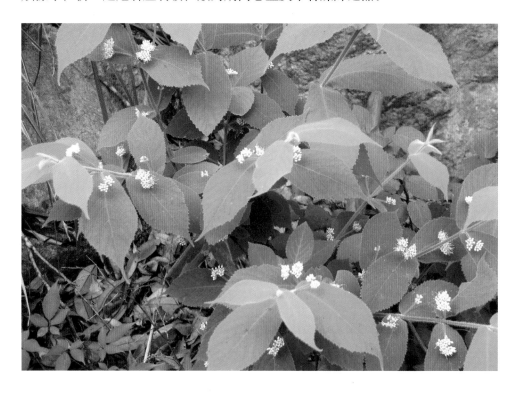

花桐木

来　源：为豆科植物花桐木 *Ormosia henryi* Prain 的根。

【别　　名】花梨木（通称），牛屎柴、三钱三、牛屎樵（清流、宁化），牛屎青西（清流），普高牛根（三元），牛屎夹夹（明溪），葫钩饭、猪肥肉（永安），牛屎青（将乐），皮桶柴（建宁）。

【形态特征】常绿小乔木或乔木，高达 16 米。树皮灰绿色，光滑；幼枝、叶轴、叶背、花序轴、花萼均密被灰黄色茸毛。单数羽状复叶，互生；小叶 5~9 枚，长圆形，先端渐尖，基部楔形，全缘。圆锥花序或总状花序腋生或顶生；花冠黄白色。荚果扁平，长圆形或近菱形，先端有短喙。种子 4~8 粒，红色。花期 7~8 月，果期 10~11 月。

【生境分布】生于山坡、溪谷两旁，杂木林内。全市各地均有分布。

【采收加工】全年可采，鲜用或晒干。

【性味功能】味辛，性温；有毒。祛风除湿，活血破瘀，消肿解毒。

【用量用法】1.5~6 克，水煎服；外用适量，捣烂敷或研末调敷患处。

【温馨提示】本品有毒，内服不可过量。

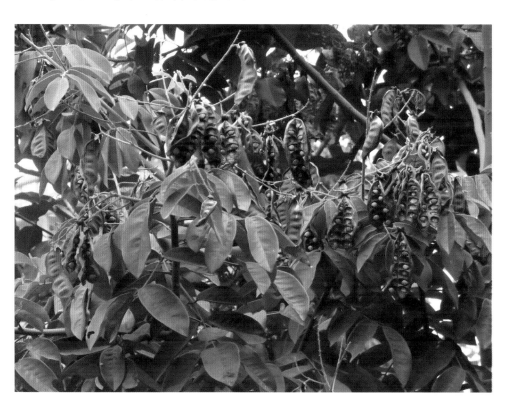

【民间验方】

1.毒蛇咬伤： 鲜花榈木根 20 克，水煎服；另取鲜叶适量，捣烂敷伤口周围。

2.竹叶青蛇咬伤： 鲜花榈木根皮、大青叶各适量，捣烂敷伤口周围。

3.五步蛇咬伤： 鲜花榈木根皮、白簕花根皮、山鸡椒根皮、竹叶椒根皮各适量，白酒少许，捣烂敷患处。

附 注

1. 本品有毒，内服量不超过三钱三分，故民间有"三钱三"之称。

2. 花榈木其木材极为珍贵，是优良的家具用材。本种为国家二级重点保护野生植物，要注意加强野生资源保护。

苎麻叶

来　源：为荨麻科植物苎麻 *Boehmeria nivea* (l.) Gaud. 的叶。

【别　　名】坠、紫苎（尤溪），野苎（永安、将乐、宁化），野麻（清流、宁化），粗叶、凋（大田），于叶、布麻（泰宁），车麻、猪麻（建宁），杜（沙县、三元）。

【形态特征】多年生亚灌木。根呈不规则的圆柱形，略弯曲，灰棕色，有黏质。茎直立，多分枝，密生灰白色粗柔毛，皮纤维长，拉力强。叶互生，卵形或卵圆形，先端渐尖或近尾状，基部宽楔形或截形，边缘有粗齿，叶面粗糙，有疏毛，叶背密被白色柔毛，基出 3 脉。花小，单性，雌雄同株；团伞花序排成腋生的圆锥状，雄花序在上，雌花序在下。瘦果椭圆形。花期 6~8 月，果期 9~11 月。

【生境分布】生于山沟、路旁、田埂边、村边，或栽培。全市各地均有分布。

【采收加工】夏、秋季采，鲜用或晒干。

【性味功能】味甘，性寒。凉血止血，散瘀消肿，解毒。

【用量用法】15~30 克，水煎服；外用鲜品适量，捣烂敷患处。

【温馨提示】脾胃虚寒者慎服。

【民间验方】

毒蛇咬伤：①鲜苎麻叶捣汁 1 杯，酌加黄酒调匀服，渣敷伤口周围。②鲜苎麻嫩叶适量，捣烂敷患处；另取苎麻根 30 克，酒、水各半煎服。

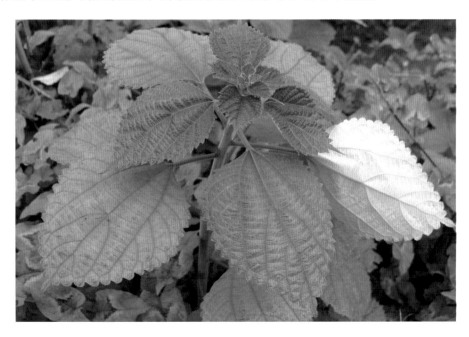

杠板归

来　源：为蓼科植物杠板归 *Polygonum perfoliatum* L. 的全草。

【别　　名】扛板归（通称），猴爬梯、猪母刺（三元），三角盐酸、三角湖（大田），毕绞头、犬刺骨（永安），蛇不过（宁化、清流），蛇王藤、蛇麻藤、蛇蟆藤、锯子棘、吊子草、倒吊金勾、独眼子草（宁化），猪姆藤、山荞麦、珍珠仔藤（清流），蛇咬草、蛇茅草、蛇蛾草（明溪），野荞麦（尤溪），锯子藤、猫咪爪（建宁），三角爬、鱼眼睛（泰宁），嘎马梯（沙县）。

【形态特征】多年生蔓生草本。茎带红色，有棱，棱上有倒钩刺。叶互生；叶柄盾状着生；叶片近三角形，先端尖，基部戟形或平截，下面叶脉疏生倒钩刺。短穗状花序顶生或生于上部叶腋；花小，花被白色或淡红色。瘦果球形，暗褐色，有光泽。花期5~8月，果期9~10月。

【生境分布】生于溪沟边、路边灌丛中及村庄附近。全市各地均有分布。

【采收加工】夏、秋季采收，鲜用或晒干。

【性味功能】味酸、苦，性平。清热解毒，止咳化痰，利湿消肿。

【用量用法】15~30克，水煎服；外用鲜品适量，捣烂敷患处。

【温馨提示】孕妇慎服。

【民间验方】

1. 毒蛇咬伤：①鲜杠板归叶60克，捣烂取汁，甜酒少许调服；另取鲜杠板归叶适量，酌加红糖，捣烂敷伤口周围。②鲜杠板归叶适量，嚼烂敷患处。③鲜杠板归叶，不拘多少，捣汁，酒调随量服之，渣搽伤处。④鲜杠板归120克，捣汁，开水冲服；另取鲜汁调雄黄末涂敷患处。⑤鲜杠板归250克，捣烂，一半和米泔水煎汤熏洗，一半调食盐少许敷伤口周围。⑥杠板归15克，金鸡脚、地耳草、鱼腥草各9克，青木香6克，水煎服，渣捣烂敷伤口周围。⑦杠板归、两面针、野菊花、鱼腥草各适量，煎水冲洗伤口，渣捣烂敷伤口周围。

2. 蝮蛇、金环蛇、银环蛇、烙铁头、竹叶青蛇咬伤：鲜杠板归、算盘子根、石菖蒲根各500克，水煎，装在小口径罐里熏洗伤口，日数次；熏洗毕，再用鲜杠板归嫩尖、地胆草全草各30克，加少许酒，捣烂敷伤口上（熏洗时将敷药取开，熏洗后再敷上），两天换药1次；另取杠板归、算盘子根各30克，石菖蒲根15克，加水500毫升，煎至200毫升，分2次服，每日1剂。

3. 蛇伤兼出血症（牙龈出血、衄血、吐血、大小便出血）：鲜杠板归、乌韭、蛇地钱各100克，水煎服。

【参考资料】

1.《本草纲目拾遗》：可治"一切毒蛇伤。"

2.《蛇伤急救与诊治》："本品为竹叶青蛇咬伤的要药，又可作临证鉴别蛇伤中毒情况之用。把它的嫩叶放入口中细嚼，如觉有酸味的，表示未中蛇毒或中毒不深；无酸味感即为中毒。如在毒蛇咬伤时，随即采此鲜草捶取汁，大量内服，可免血随气行，有防止蛇毒迅速内攻的作用。"

附　　注

同属植物刺蓼 *P. senticosum* (Meisn.) Franch. et Savat.，又名廊茵，民间常混用。其主要区别为：本种叶柄着生于叶片基部。

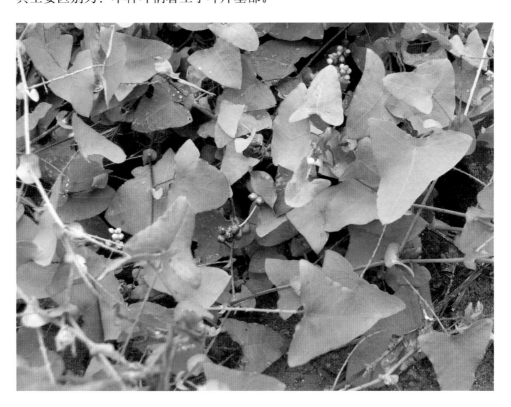

杏香兔耳风

来　源：为菊科植物杏香兔儿风 *Ainsliaea fragrans* Champ. 的全草。

【别　　名】一枝香（通称），耳龟草（宁化），马蹄香（宁化、将乐），兔耳草（永安、建宁、泰宁）。

【形态特征】多年生草本，高 30~60 厘米。根状茎短，须根较粗。茎直立，不分枝，被棕色长毛。叶数枚，集生于茎的基部，卵形或长卵形，先端圆钝，基部心形，全缘或呈波状，上面绿色，下面有时紫红色，被棕色长毛。头状花序多数，排成总状；每花序仅有数朵花，全为管状，白色。瘦果近倒披针形。花果期 8~12 月。

【生境分布】生于疏林下、沟边草丛或林缘坡地。全市各地均有分布。

【采收加工】全年可采，鲜用或晒干。

【性味功能】味辛、微苦，性平。清热解毒，凉血止血。

【用量用法】10~15 克，水煎服；外用鲜品适量，捣烂敷患处。

【民间验方】

毒蛇咬伤：①鲜杏香兔耳风适量，捣烂贴百会穴和伤口周围，手伤加贴内关，脚伤加贴足三里。②杏香兔耳风、苹各 15 克，糯米适量，捣烂绞汁涂伤口。③鲜杏香兔耳风 50 克，水煎服，渣捣烂敷患处。④杏香兔耳风、半边莲、一枝黄花、虎杖各 15 克，鬼针草 20 克，水煎服。

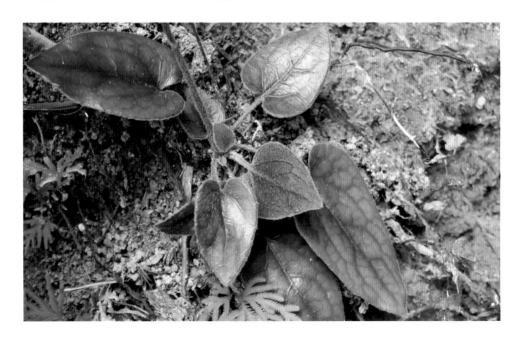

■ 杨 梅

来　源：为杨梅科植物杨梅 *Myrica rubra* (Lour.) Sieb. et Zucc. 的根、根皮或树皮。

【别　　名】尤梅（沙县），树梅（清流），杨梅樵（宁化），草黄（大田）。

【形态特征】常绿乔木，高可达 12 米。树皮幼时平滑，老后灰褐色，纵残裂。单叶互生；叶片长椭圆形或倒披针形，先端钝或稍尖，基部楔形，全缘，或先端有少数钝锯齿，叶背灰绿色，有金黄色腺体。花单性，雌雄异株或同株；雄花序常数条丛生于叶腋，圆柱形，黄红色；雌花序卵状长圆形，常单生于叶腋。核果球形，外果皮成熟时紫红色或白色，肉质，味酸甜。花期 3~4 月，果期 5~6 月。

【生境分布】生于山坡杂木林中或栽培。全市各地均有分布。

【采收加工】全年可采，鲜用或晒干。

【性味功能】味苦、辛，性温。行气活血，通关开窍，解毒消肿。

【用量用法】15~30 克，水煎服；外用适量，捣烂敷或烧灰涂敷患处。

【温馨提示】孕妇忌服。

【民间验方】

1. **毒蛇咬伤：**杨梅根皮 30 克，七叶一枝花 9 克，山梗菜根 15 克，共研细末，每服 1.5~2.1 克，开水送服；或加元明粉 9 克调服，日 2~3 次。

2. **蛇伤后伤口和全身发水疱，疱破水液渗出：**鲜杨梅二重皮适量，捣烂，用水滤过，静置 1 晚，次日除去上清液，取沉淀物涂患处。

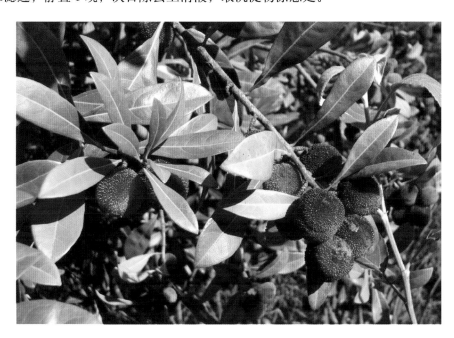

豆腐柴

来　源：为马鞭草科植物豆腐柴 *Premna microphylla* Turcz. 的根及茎叶。

【别　　名】腐婢、小叶腐婢、臭娘子（通称），臭柴（泰宁），青草（三元），仙草（永安、大田），木射子菜（明溪），山仙草、野仙草、软骨子樵、风梅樵（清流），虱麻樵、臭黄荆、豆腐叶（宁化），山苎草、草冻柴（尤溪），凉粉柴（宁化、建宁、泰宁），六月冻（建宁）。

【形态特征】落叶直立灌木，高1~3米，有臭气。嫩枝被柔毛。叶对生，叶片卵状披针形或卵形，先端急尖至长渐尖，基部渐狭下延至叶柄两侧，全缘或上半部具不规则粗锯齿；叶揉烂有黏液。聚伞花序组成顶生塔形的圆锥花序；花小，淡黄色。核果球形至倒卵形，熟时暗紫色。花期3~8月，果期5~10月。

【生境分布】生于山坡、路旁、林缘、灌丛或村庄附近。全市各地均有分布。

【采收加工】根全年可采，茎叶夏、秋季采收，除去杂质，洗净，鲜用或晒干。

【性味功能】味苦、微辛，性寒。清热解毒。

【用量用法】10~15克，水煎服；外用鲜品适量，捣烂敷患处。

【民间验方】

1.青竹蛇咬伤：①鲜豆腐柴叶适量，捣烂敷伤口周围；另取鲜叶50克，捣汁服。②鲜豆腐柴叶、星宿菜叶、马兰叶各适量，百草霜（锅底灰）少许，捣烂敷印堂穴（或枕骨处）及伤口周围。③鲜豆腐柴根皮捣烂敷天庭穴及伤口周围。

2.蛇伤溶血性出血：鲜豆腐柴叶200克，捣烂，加冷开水500克，绞汁，分3~5次服；或鲜豆腐柴叶、仙鹤草、旱莲草各250克，捣汁，分3~5次服。

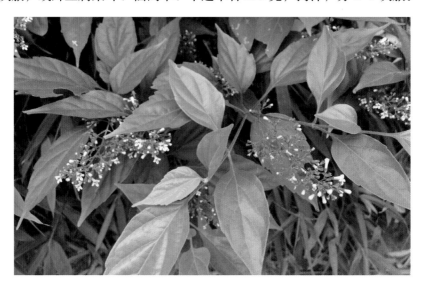

两面针

来　源：为芸香科植物两面针 *Zanthoxylum nitidum* (Roxb.) DC. 的根。

【别　　名】光叶花椒（通称），刺雅草（大田），双面刺（宁化）。

【形态特征】木质藤本。根皮淡黄色。茎、枝、叶轴下面和小叶中脉两面均着生钩状皮刺。单数羽状复叶，互生；小叶 3~11，对生，革质，卵形至卵状矩圆形，先端短尾状，基部圆形或宽楔形，边近全缘或微具波状疏锯齿，上面稍有光泽。伞房状圆锥花序，腋生；花小，花瓣 4，白色。蓇葖果成熟时紫红色，有粗大腺点，顶端具短喙。花期 3~5 月，果期 6~8 月。

【生境分布】生于山坡灌丛中、路旁等向阳处。分布于大田、永安、明溪、清流、宁化。

【采收加工】全年可采，鲜用或晒干。

【性味功能】味辛、苦，性温；有小毒。祛风通络，胜湿止痛，解毒消肿。

【用量用法】9~15 克，水煎服；外用适量，捣烂敷或煎水洗患处。

【温馨提示】孕妇忌服。

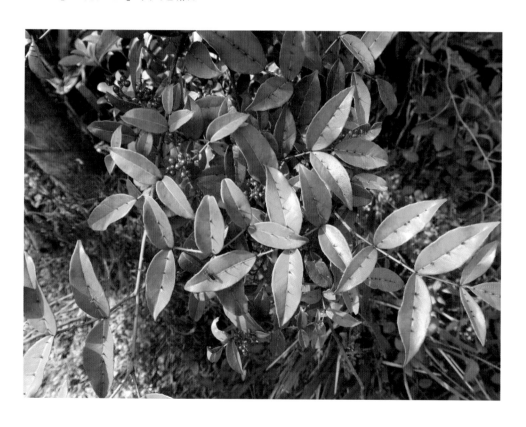

【民间验方】

1. 毒蛇咬伤： ①鲜两面针根 30 克，水煎服；另取鲜根磨酒外敷。②两面针根研末，每次 9 克，开水送服；另取粉末调米泔水外敷。③鲜两面针根 50 克，水煎服；另取鲜叶适量，食盐少许，捣烂敷患处周围。

2. 青竹蛇咬伤： ①鲜两面针根 30~60 克，酒、水各半炖服。②鲜两面针根 30 克，酒适量，捣烂取汁内服。

附　　注

《有毒中草药大辞典》："中毒后引起腹痛、下利，误食其果会产生头晕、眼花、呕吐等中毒症状。救治方法：可催吐、洗胃、导泻；服糖水或注射葡萄糖液及对症治疗。"

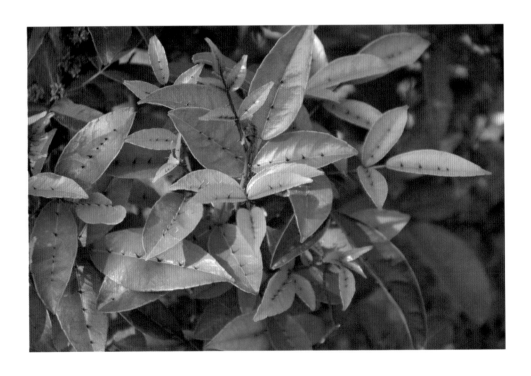

■ 肖梵天花

【来　　源】为锦葵科植物地桃花 *Urena lobata* L. 的根或全草。

【别　　名】八卦拦路虎（通称）、野棋菜、紧身仔、棉木硬、山芋（三元），山箕菜、野棉子根（清流），大叶野棉花、山杜仲（宁化），野棉花、土杜仲（宁化、清流），拦路虎（永安），虎耳草（三元、永安），虱麻头（明溪），包馒头、野桐乔、马头子、野饭汤花、段苎根（尤溪），山棋象（将乐）、山荆花（大田），土棉花（沙县），野豆腐花（泰宁）。

【形态特征】直立亚灌木，高约 1 米，小枝被星状绒毛。叶互生；茎下部的叶近圆形，通常 3 浅裂，基部圆形或近心形、边缘具锯齿，中部的叶卵形、上部的叶长圆形至披针形、叶面有柔毛，叶背有星状柔毛。花单生或 2~3 朵簇生于叶腋，粉红色。果扁球形，被锚状刺。6 月至次年开花结果。

【生境分布】生于旷地、山坡、村旁、路边或疏林下。全市各地均有分布。

【采收加工】全年可采，鲜用或晒干。

【性味功能】味甘、辛，性凉。清热解毒，祛风利湿，行气活血。

【用量用法】30~60 克，水煎服；外用鲜品适量，捣烂敷患处。

【温馨提示】孕妇慎服。

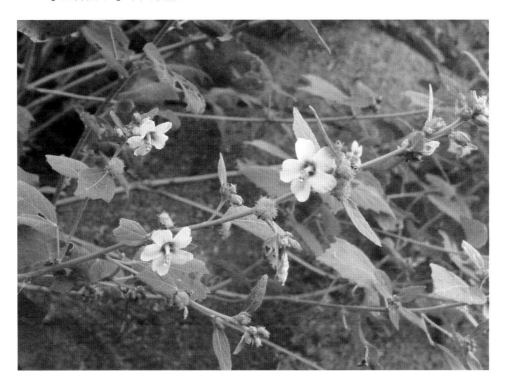

【民间验方】

1. **毒蛇咬伤**：①鲜肖梵天花叶适量，捣烂，在印堂穴处以三棱针沿皮向上斜刺挤出黑血，再敷药，每日换药1次，换药时要挤出毒液再敷药；另取鲜肖梵天花叶适量，嚼烂，冷开水送服。②鲜肖梵天花根二重皮30克，雄黄、五灵脂各6克，酒炖服，渣外敷伤口。③鲜肖梵天花叶30克，水煎服；另取鲜叶适量，捣烂敷伤口周围。④鲜肖梵天花、爵床各90克，烧酒适量，水炖服，渣捣烂敷患处。⑤肖梵天花、鬼针草各30克，半边莲15克，水煎服，渣捣烂敷伤口周围。⑥鲜肖梵天花根磨米泔水涂敷伤口周围。

2. **神经毒型毒蛇咬伤**：肖梵天花24克，地耳草30克，绥草、韩信草各15克，山梗菜、七叶一枝花各9克，水煎，酌加酒兑服。

3. **毒蛇咬伤昏迷不省人事**：先针刺人中穴及两侧攒竹穴，后取鲜肖梵天花叶适量，酌加食盐捣烂敷贴印堂穴，2小时换药1次，每次换药要针刺攒竹穴。

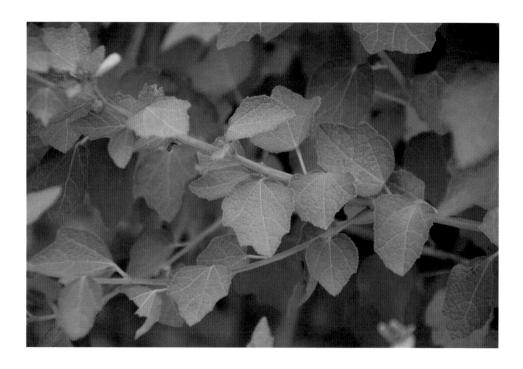

旱莲草

来　源: 为菊科植物鳢肠 *Eclipta prostrata* (Linn.) Linn. 的全草。

【别　　名】墨菜（三元、明溪、清流），墨草（沙县、永安、宁化），乌墨菜（大田、沙县），火炭草（尤溪），墨汁草（尤溪、宁化），墨烟草（宁化），墨斗菜（宁化、清流），莲子草（清流），墨水草（建宁），野葵花草（泰宁）。

【形态特征】一年生草本，高 10~60 厘米。全株被白色粗毛，揉后汁液很快变黑。茎直立，斜升或平卧，着地易生根。叶对生；叶片长圆状披针形或披针形，先端短尖或渐尖，基部楔形，全缘或稍有细齿；无柄或有极短的柄。头状花序腋生或顶生，有细花序梗；花白色，缘花舌状，雌性；盘花管状，两性。瘦果椭圆形而扁，暗褐色。花果期 4~10 月。

【生境分布】生于河边、沟边、田边或路旁。全市各地均有分布。

【采收加工】全年可采，鲜用或晒干。

【性味功能】味甘、酸，性凉。补肝益肾，凉血止血，养阴清热。

【用量用法】9~30 克，水煎服；外用鲜品适量，捣烂敷患处。

【民间验方】

1. **竹叶青蛇咬伤**：①鲜旱莲草 120 克，捣烂取汁顿服，渣敷伤口周围，日 2~3 次。②鲜旱莲草 90 克，地瓜酒 250 克，炖服；另取鲜全草适量，捣烂调桐油敷患处周围。③鲜旱莲草、木芙蓉叶各适量，捣烂敷伤口周围。

2. **五步蛇咬伤**：旱莲草 125~250 克，水煎服或代茶服，或鲜全草适量，捣汁频频服之；另取鲜全草适量，食盐少许捣烂敷伤口周围，有消炎、镇痛、止血作用。

3. **伤口出血不止**：旱莲草、白及各适量，研为细末，在压迫止血的同时，取药末调食醋敷伤处，用绷带扎紧，4 小时后再换药。

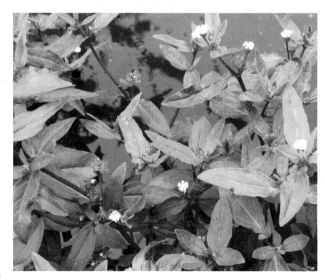

牡　蒿

来　源：为菊科植物牡蒿 *Artemisia japonica* Thunb. 的全草。

【别　　名】土柴胡（宁化、尤溪），野柴胡（三元），大号艾（沙县），野艾（将乐）。

【形态特征】多年生草本植物。全株有香气。茎直立，下部木质化，有纵棱。叶互生，叶形多种，基生叶和下部叶宽匙形，花期枯萎；中部叶匙形，不分裂或 3~5 浅裂；上部叶较狭小。头状花序卵圆形，排列成圆锥花序状；花全部管状，淡黄色或黄白色。瘦果椭圆形，无冠毛。花果期 7~10 月。

【生境分布】生于山坡草丛、路旁、河边、林缘或荒地。全市各地均有分布。

【采收加工】夏、秋季采收，鲜用或晒干。

【性味功能】味苦、微甘，性凉。清热解毒，凉血止血。

【用量用法】15~30 克，水煎服；外用鲜品适量，捣烂敷患处。

【温馨提示】《名医别录》："不可久服，血脉满盛。"

【民间验方】

毒蛇咬伤：①鲜牡蒿叶适量，嚼烂敷伤处。②鲜牡蒿 30 克，细辛 3 克，金银花 15 克，大黄 24 克，水煎，酌加白酒冲服。

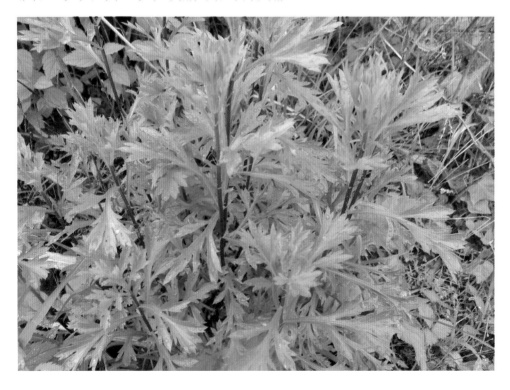

佛甲草

来　源：为景天科植物佛甲草 *Sedum lineare* Thunb. 的全草。

【别　　名】半枝莲（清流、宁化），火烫药（宁化），垂盆草（泰宁），仙人指甲（尤溪）。

【形态特征】多年生肉质草本，高 10~20 厘米。茎纤细倾卧，着地部分节节生根。叶 3~4 片轮生，少数互生或对生；叶线形，先端钝尖，基部无柄，有短距。花序聚伞状，顶生，有 2~3 分枝；花细小，疏生，无梗或中央一朵有短梗；花瓣 5，黄色，披针形，先端急尖，基部稍狭。菁葖果，成熟时呈五角星状。花期 4~5 月，果期 6~7 月。

【生境分布】生于阴湿的山坡岩石上、屋顶瓦片积土上，或栽培于庭园。全市各地均有分布。

【采收加工】全年可采，鲜用，或入沸水中焯过，晒干。

【性味功能】味甘、淡，性寒。清热解毒，凉血止血，消肿止痛。

【用量用法】9~15 克，水煎服；外用鲜品适量，捣烂敷患处。

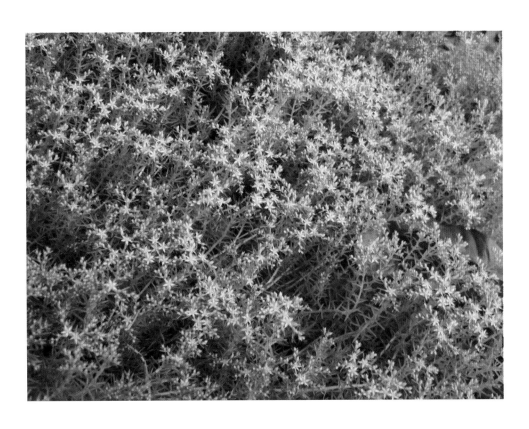

【民间验方】

1.毒蛇咬伤： ①鲜佛甲草、半边莲、鬼针草各 30 克，水煎服，渣捣烂敷患处。②鲜佛甲草、地苍各 30~45 克，鲜半边莲 30 克，捣烂，酌加酒、盐，调匀敷伤口周围。③鲜佛甲草 60 克，捣烂，加入高粱酒 60 克，绞汁，取药汁由上而下地推擦至伤口周围，药渣敷伤口周围，6 小时换药 1 次。④鲜佛甲草 100 克，捣汁，温开水送服；另取鲜全草适量，捣烂敷伤口周围。⑤鲜佛甲草、九头狮子草各适量，捣烂敷伤口周围。⑥鲜佛甲草适量，捣烂敷于已扩创的伤口周围，用三棱针在肿胀明显的手指间或足趾间放水，每 4 小时换药 1 次。⑦鲜佛甲草、鱼腥草各适量，捣烂敷伤口周围。蛇伤 3 日以上，局部红肿过甚，加等量半边莲；蛇伤多日，有溃烂趋势的，加适量杠板归。

2.蝮蛇咬伤： 鲜佛甲草、九头狮子草、半边莲各等量，食盐少许，捣烂敷伤口周围。如疼痛重者加等量天南星。

3.五步蛇伤后引起出血： 鲜佛甲草 120~250 克，食盐少许，捣汁服，渣敷伤口周围。若患者四肢厥冷、出冷汗、昏迷，虽有出血症状，则不宜使用。

■ 饭包草

来　源：为鸭跖草科植物饭包草 *Commelina benghalensis* L. 的全草。

【别　　名】火柴头（通称），大号太阳舅（尤溪），大叶翠子草（宁化），大叶节骨草（建宁），竹仔草（永安）。

【形态特征】多年生披散草本，高 30~60 厘米。茎大部分匍匐，节上生根，上部及分枝上部上升，被疏柔毛。叶互生；有柄；叶片椭圆状卵形或卵形，先端钝或急尖，基部下延成鞘，全缘，近无毛；叶鞘口沿有疏而长的睫毛。总苞片漏斗状，与叶对生，常数个集于枝顶，下部边缘合生；聚伞花序数朵，几不伸出苞片；花瓣蓝色，圆形。蒴果椭圆状。花期 5~10 月，果期 8~11 月。

【生境分布】生于山坡草丛或荒芜阴湿地及田边、溪旁。全市各地均有分布。

【采收加工】夏、秋季采收，鲜用或晒干。

【性味功能】味甘，性寒。清热解毒，利水消肿。

【用量用法】15~30 克，水煎服；外用鲜品适量，捣烂敷患处。

【民间验方】

毒蛇咬伤： 鲜饭包草适量，以冷开水洗净，捣烂绞汁冷服，渣敷伤部。

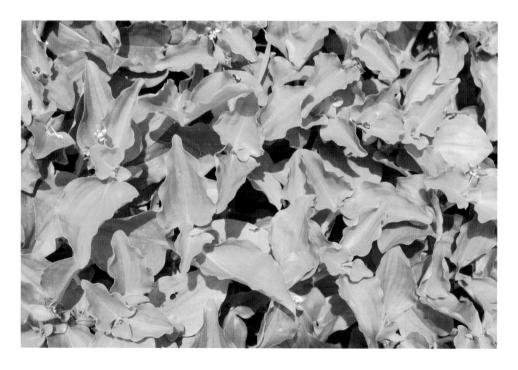

鸡眼草

来　源：为豆科植物鸡眼草 *Kummerowia striata* (Thunb.) Schindl. 的全草。

【别　　名】人字草、掐不齐、夜合草（通称），乌蝇草、芙人草、三叶人字草（宁化），三叶草、蟑螂翅膀（永安），崝蓄（永安、沙县、建宁），鸡骨草、乏力草（建宁），苍蝇翼（大田），肤蝇翅（尤溪）。

【形态特征】一年生草本，高 10~30 厘米。披散或平卧，多分枝，茎和枝上被倒生的白色细毛。三出复叶，互生；小叶倒卵形、长倒卵形或长圆形，较小，先端圆形，稀微缺，基部近圆形或宽楔形，全缘，两面沿中脉及边缘有白色粗毛，但上面毛较稀少，侧脉多而密。花小，单生或 2~3 朵簇生于叶腋；花冠粉红色或紫色。荚果圆形或倒卵形，稍侧扁。花期 7~9 月，果期 8~10 月。

【生境分布】生于山坡草地、林缘、林下或路旁。全市各地均有分布。

【采收加工】夏、秋季采收，鲜用或晒干。

【性味功能】味甘，性平。清热解毒，健脾利湿。

【用量用法】15~60 克，水煎服；外用鲜品适量，捣烂敷患处。

【民间验方】

眼镜蛇咬伤：鸡眼草粉末 60 克，开水泡 5 分钟左右，药水内服，药渣敷伤口周围。

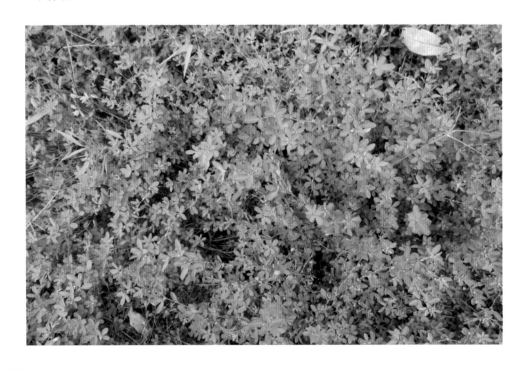

苦　参

来　源：为豆科植物苦参 *Sophora flavescens* Ait. 的根（苦参）。

【别　　名】苦参兜（将乐），牛靠拢（泰宁），山豆根（建宁），野青靛（尤溪），虱子草（永安）。

【形态特征】落叶半灌木，高达 3 米。根圆柱状，外皮淡黄色，味苦。茎直立，多分枝，具纵沟。奇数羽状复叶互生；小叶 13~25 片，披针形或长圆状披针形，先端渐尖，基部圆，全缘。总状花序顶生；花冠蝶形，淡黄白色。荚果线形。种子间微缩，呈不明显的链珠状，疏生短柔毛。花期 4~5 月，果期 6~8 月。

【生境分布】生于沙地或向阳山坡草丛中及溪边。全市各地均有分布。

【采收加工】全年可采，鲜用或晒干。

【性味功能】味苦，性寒。清热燥湿，祛风杀虫。

【用量用法】9~15 克，水煎服；外用适量，煎水熏洗或浸酒搽患处。

【温馨提示】

1.《医学入门·本草》："胃弱者慎用。"

2.《本草经疏》："久服能损肾气，肝肾虚而无大热者勿服。"

3.《本草用法研究》："凡恶寒腹泻，体温低，尿多而清白者，皆当禁服。孕妇亦忌。"

【民间验方】

1. **毒蛇咬伤**：苦参 12 克，仙茅 9 克，绥草 6 克，水煎服。

2. **青竹蛇咬伤**：苦参适量，磨米泔水涂患处。

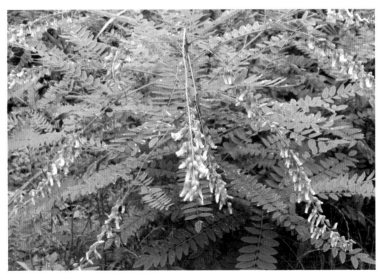

苦 瓜

来　源：为葫芦科植物苦瓜 *Momordica charantia* L. 的果实（苦瓜）。

【形态特征】一年生攀缘状草本。多分枝，茎枝被细柔毛。卷须纤细，不分叉，被微柔毛。叶片轮廓为卵状肾形或近圆形，5~7深裂，裂片卵状长圆形，边缘具粗锯齿或有不规则小裂片，先端多半钝圆形，基部弯曲成半圆形，叶脉掌状。雌雄同株；雄花单生，花冠黄色；雌花单生，子房纺锤形，密生瘤状突起。果实纺锤形或圆柱形，多瘤皱，成熟后橙黄色。种子多数，长圆形，包于红色肉质的假种皮内。花期6~7月，果期9~10月。

【生境分布】为常见蔬菜之一。全市各地均有栽培。

【采收加工】夏、秋季采，鲜用或晒干。

【性味功能】味苦，性寒。清热利湿，解毒消肿。

【用量用法】15~30克，水煎服；外用适量，捣烂敷或煎水洗患处。

【民间验方】

毒蛇咬伤：成熟苦瓜1条，一端挖1小洞，刮出内囊及种子，加入雄黄末60克，以厚纸密封小口，晒干，用时将干瓜磨烧酒频频涂抹患处。

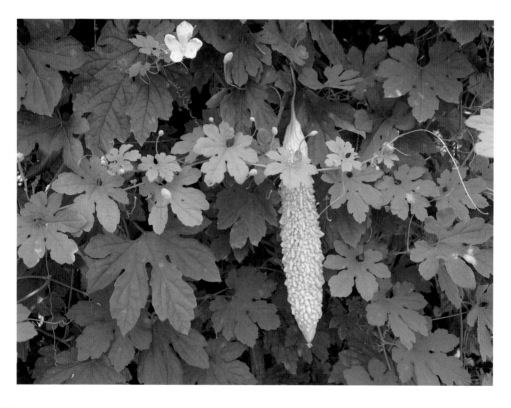

茅 莓

来　源：为蔷薇科植物茅莓 *Rubus parvifolius* Linn. 的根。

【别　　名】鸡子苞、鸡泡刺葡（三元），田泡、厚田泡（永安），田漂、细叶冬漂（明溪、清流），担秧漂、骟子漂、耘田波（清流、宁化），金钱漂、旱禾漂（宁化），云禾莓了（泰宁），冬抛抛（将乐），虎梅刺、苦波刺（大田），播田波、安婆刺（尤溪），三月泡、红梅消、虎梅根（沙县）。

【形态特征】小灌木，高 1~2 米。枝呈弓形弯曲，被柔毛和稀疏钩状皮刺。奇数羽状复叶；小叶 3 枚，在新枝上偶有 5 枚，菱状圆形或倒卵形，先端圆钝或急尖，基部圆形或宽楔形，上面伏生疏柔毛，下面密被灰白色绒毛，边缘有不整齐粗锯齿或缺刻状粗重锯齿。伞房花序顶生或腋生，具花数朵至多朵，被柔毛和细刺；花粉红至紫红色。聚合果卵球形，红色。花期 5~6 月，果期 7~8 月。

【生境分布】生于山野路旁、山坡灌丛中。全市各地均有分布。

【采收加工】全年可采，鲜用或晒干。

【性味功能】味苦、涩，性凉。清热解毒，祛风利湿，散结止痛。

【用量用法】15~60 克，水煎服；外用鲜品适量，捣烂敷患处。

【温馨提示】孕妇慎服。

【民间验方】

青竹蛇咬伤：鲜茅莓根二重皮适量，擂米泔水涂患处，每日 5~6 次。

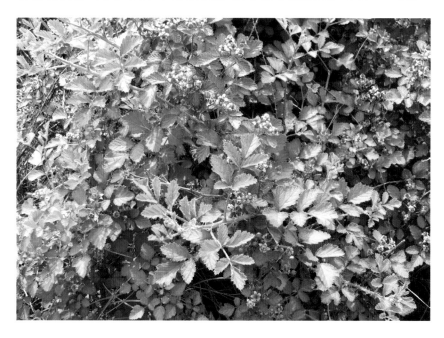

奇 蒿

来　源：为菊科植物奇蒿 *Artemisia anomala* S. Moore 的全草。

【别　　名】刘寄奴、南刘寄奴（通称）， 六月雪（永安、大田、泰宁、将乐）， 兰叶子草（大田）。

【形态特征】多年生草本，高 80~150 厘米。茎直立，有纵棱，中部以上常分枝，上部有花序枝，被微柔毛。叶互生；下部叶在花期枯落；中上部叶长圆状或卵状披针形，先端渐尖，基部渐狭成短柄，边缘具细齿，叶面疏被糙毛，下面密生灰白色细毛。头状花序多数，密集成顶生的复总状花序；花白色，全为管状。瘦果微小，长圆形。花果期 6~11 月。

【生境分布】生于林缘、山坡、灌丛中、河岸边。全市各地均有分布。

【采收加工】夏、秋季开花时采收，鲜用或晒干。

【性味功能】味辛、微苦，性温。破瘀通经，消肿止痛。

【用量用法】6~15 克，水煎服；外用鲜品适量，捣烂敷患处。

【温馨提示】孕妇忌服。

【民间验方】

毒蛇咬伤：①鲜奇蒿叶适量，白砂糖少许，捣烂敷患处。②鲜奇蒿根适量，捣烂敷患处。

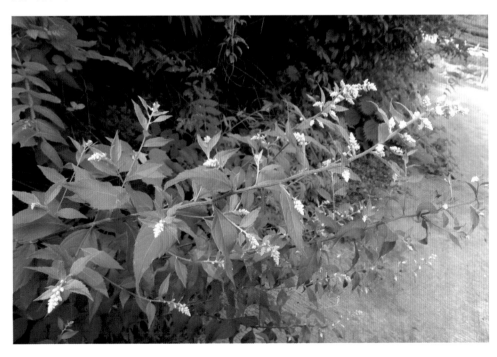

■ 齿果草

来　源：为远志科植物齿果草 *Salomonia cantoniensis* Lour. 的全草。

【形态特征】一年生直立草木，高 5~20 厘米。根纤细，芳香。茎细弱，多分枝，无毛，具狭翅。单叶互生；叶片卵状心形或心形，先端钝，具短尖头，基部心形，全缘或微波状，绿色，无毛。花两性，穗状花序顶生，多花，花后延长；花极小，无梗，小苞片极小，早落；花瓣 3，淡红色。蒴果极小，肾形。果爿具蜂窝状网纹。花期 7~8 月，果期 8~10 月。

【生境分布】生于林缘旷野或山坡草地上。全市各地均有分布。

【采收加工】夏、秋季采收，鲜用或晒干。

【性味功能】味微辛，性平。解毒消肿，散瘀止痛。

【用量用法】3~10 克，水煎服；外用鲜品适量，捣烂敷患处。

【民间验方】

毒蛇咬伤：①鲜齿果草 30 克，水煎服；另取鲜品适量，捣烂敷患处。②鲜齿果草、鱼腥草、半边莲、七叶一枝花各等量，捣烂敷患处周围。

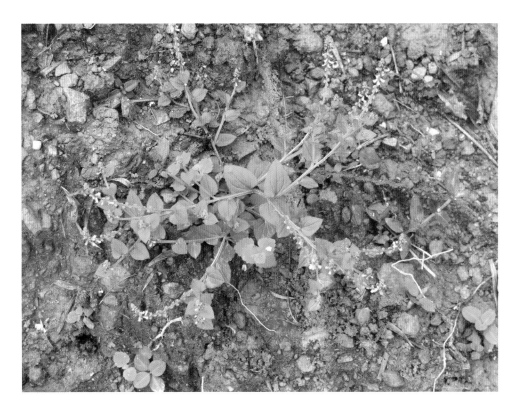

昆明崖豆藤

来　源：为豆科植物网络鸡血藤 *Callerya reticulata* (Benth.) Schot 的根及藤茎。

【别　　名】雷公擦屎篾、雷公甲屎（宁化），雷公刮屎怕、鬼豆藤（清流），虎舌丙屎藤（明溪），河边刮、地瓜刮（三元），隔朝花（永安），目色花（大田），铁鸡公藤（将乐）。

【形态特征】攀缘灌木。羽状复叶；小叶 7~9，卵状椭圆形、长椭圆形或卵形，先端钝，微凹，基部圆形。圆锥花序顶生，下垂，序轴有黄色疏柔毛；花多而密集，单生于序轴的节上；花冠紫色或玫瑰红色，无毛。荚果扁，条形，种子间缢缩；种子扁圆形。花期 5~6 月，果期 11~12 月。

【生境分布】生于灌丛中、林缘、路旁、溪谷边或山野间。全市各地均有分布。

【采收加工】全年可采，鲜用或晒干。

【性味功能】味苦、辛，性温；有小毒。活血祛瘀，消肿止痛。

【用量用法】9~30 克，水煎服；外用鲜品适量，捣烂敷患处。

【温馨提示】孕妇忌服。

【民间验方】

青竹蛇咬伤：鲜昆明崖豆藤根二重皮适量，擂米泔水，外敷患处，日换药 2 次。

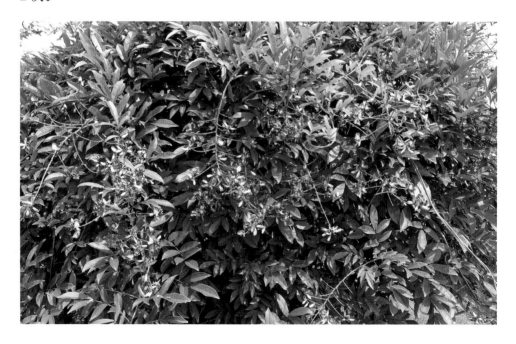

■ 败　酱

来　源：为败酱科植物白花败酱 *Patrinia villosa* (Thunb.) Juss. 的全草。

【别　　名】苦菜、苦斋（通称），白花苦菜（明溪），山苦抓、红株草（大田），苦爹、苦枝花（宁化），白苦苴、苦藠（尤溪）。

【形态特征】多年生草本，高 50~100 厘米。茎枝被倒生粗白毛，后渐脱落。基生叶丛生，宽卵形或近圆形，边缘有粗齿，具长柄；茎生叶对生，卵形、菱状卵形或窄椭圆形，先端渐尖，基部楔形而下延，1~2 对羽状分裂，上部叶不分裂或有 1~2 对窄裂片，边缘有锯齿，两面具毛，脉上尤密；上部叶渐近无柄。伞房状圆锥聚伞花序顶生；花小，白色。瘦果倒卵形，具明显增大的翅状苞片。花果期 7~11 月。

【生境分布】生于荒山草地、林缘灌丛中、沟边湿地，或栽培。全市各地均有分布。

【采收加工】夏、秋季采收，鲜用或晒干。

【性味功能】味苦，性微寒。清热解毒，活血散瘀，消痈排脓。

【用量用法】15~30 克，水煎服；外用鲜品适量，捣烂敷患处。

【温馨提示】

1. 孕妇慎服。

2.《本草汇言》："久病胃虚脾弱，泄泻不食之证，一切虚寒下脱之疾，咸忌之。"

【民间验方】

1. **毒蛇咬伤**：败酱 250 克，水炖服；另取鲜败酱适量，捣烂敷伤口周围。

2. **蛇伤引起局部发黑溃烂**：鲜败酱适量，捣汁搽患处。

【参考资料】《实用蛇伤救治绝招》："本品是上等的蛇伤野菜饮食，可采嫩叶沸水烫后煮食，或晒干煮菜时放入肉末同煮吃。"

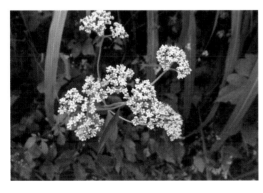
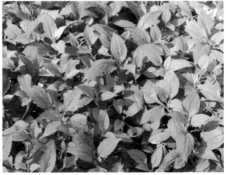

爬岩红

来　源：为玄参科植物爬岩红 *Veronicastrum axillare* (Sieb.et Zucc.) Yamazaki 的全草。

【别　　名】腹水草（通称），　两头爬（宁化、尤溪），　两头拉（明溪、宁化、建宁），　一条龙（宁化），　七必厘、七厘丹（将乐），　二头龙（明溪），梅子飞扬（清流），　两头拔（三元），　仙人搭桥（沙县），　仙人桥（建宁、泰宁）。

【形态特征】多年生蔓性草本，长 1~2 米。根状茎短而横走。茎弓曲，圆柱形，中上部有条棱，无毛或稀被黄色卷毛，顶端着地生根，故俗称"两头爬""两头拉"。叶互生，卵形至卵状披针形，先端渐尖，基部楔形至圆形，边缘具偏斜的三角状锯齿。花序穗状腋生，近无梗；花密集；花冠紫色或紫红色。蒴果卵球形。花期 7~9 月。

【生境分布】生于林下、山坡、溪沟边及荒野较阴湿处。全市各地均有分布。

【采收加工】全年可采，鲜用或晒干。

【性味功能】味苦，性凉。利尿消肿，破积行瘀。

【用量用法】10~15 克，水煎服；外用鲜品适量，捣烂敷患处。

【温馨提示】孕妇忌服。

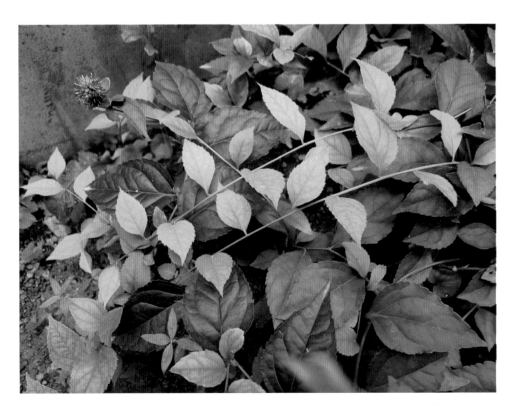

【民间验方】

毒蛇咬伤: ①鲜爬岩红 30 克,水煎服;另取鲜爬岩红适量,捣烂敷患处周围。②爬岩红、半边莲、青木香各等量,研末,每服 6~9 克,冷开水送服;另取药末与豆腐渣捣匀,外敷于伤口周围。③爬岩红 10~15 克,元宝草 30 克,酌加白糖,水煎服;另取鲜爬岩红、半边莲、元宝草、紫花地丁各适量,酌加白糖,捣烂敷患处周围。④鲜爬岩红适量,食盐少许,捣烂敷患处周围。

附　　注

同属植物中,功效基本相同的,三明市尚有毛叶腹水草 *V.villosulum* (Miq.) Yamazaki,其主要区别为:毛叶腹水草茎叶密被短柔毛;花序短,头状或近于头状。

金线吊乌龟

来　源：为防己科植物金线吊乌龟 *Stephania cephalantha* Hayata 的块根。

【别　　名】金线吊葫芦（宁化），癞蛤蟆（建宁）。

【形态特征】多年生落叶藤本。块根肥厚，圆锥形，呈不规则块状。老茎下部木质化，有细沟纹。叶互生；叶片三角状近圆形、椭圆形，先端圆钝，常具小突尖，基部微凹或平截，全缘或微呈波状，上面绿色，下面粉白色，两面无毛；叶柄盾状着生。花小，单性，雌雄异株；花序腋生；雄株为复头状聚伞花序；雌株为单头状聚伞花序。核果球形，成熟时紫红色。花期6~7月，果期8~9月。

【生境分布】生于山坡、路旁、林缘阴湿地。全市各地均有分布。

【采收加工】全年可采，以秋末冬初采挖者为佳，鲜用或晒干。

【性味功能】味苦，性寒；有小毒。清热解毒，散瘀消肿。

【用量用法】9~15克，水煎服；外用适量，捣烂或研末敷患处。

【温馨提示】《浙江药用植物志》载："本品能催吐，用量过大，会引起头晕、呕吐等副作用。"

【民间验方】

毒蛇咬伤：①金线吊乌龟适量，白矾少许，共研末，调茶油涂患处。②金线吊乌龟、青木香各9克，水煎服；药渣捣烂敷患处。

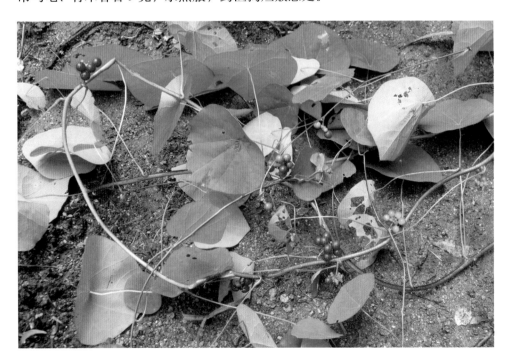

金毛耳草

来　源：为茜草科植物金毛耳草 *Hedyotis chrysotricha* (Palib.) Merr. 的全草。

【别　　名】黄毛耳草、过路蜈蚣、铺地蜈蚣（通称），爬地蜈蚣（宁化、清流），行地蜈蚣（明溪），蜈蚣草（永安），霸地蜈蚣（建宁），行路蜈蚣（泰宁、将乐）。

【形态特征】多年生披散草本，全株被金黄色柔毛。茎具角棱，多分枝，节着地生根。叶对生；叶柄极短；托叶基部合生，上部长凸尖，边缘具疏齿；叶片椭圆形或卵形，先端尖，基部阔楔形或钝。花数朵腋生；花冠淡紫色或白色，漏斗状。蒴果球形，熟时不裂。花期 5~7 月，果期 7~9 月。

【生境分布】生于山坡湿地、田埂边、路旁、山地林下、岩石上。全市各地均有分布。

【采收加工】全年可采，鲜用或晒干。

【性味功能】味微苦，性凉。清热利湿，凉血祛瘀，消肿解毒。

【用量用法】15~30 克，水煎服；外用适量，捣烂敷或煎水洗患处。

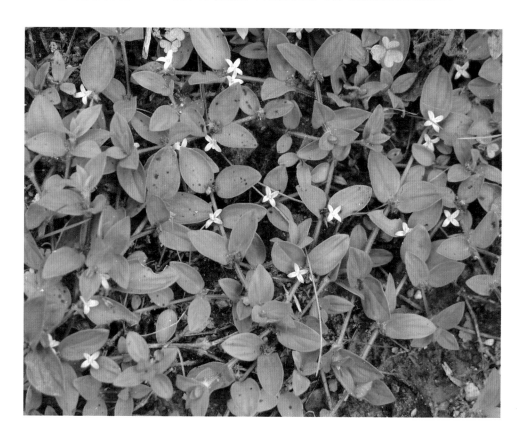

【民间验方】

1. **毒蛇咬伤**：①鲜金毛耳草适量，擂米泔水敷患处（留伤口），每日换药2~3次。②鲜金毛耳草100~200克，徐长卿15克，水煎服；另取鲜金毛耳草适量，捣烂敷患处。③鲜金毛耳草、一枝黄花、星宿菜各45克，捣烂绞汁，酌加白酒调服。④鲜金毛耳草、一枝黄花、黄鹌菜、地耳草、马兰各适量，捣烂敷患处。若被雌蛇咬，加凤仙花适量。⑤鲜金毛耳草60~120克，水煎服，酒为引；另取鲜全草适量，捣烂敷伤口周围。⑥金毛耳草、一枝黄花、半边莲各30克，地耳草、半边旗各15克，水煎服。⑦鲜金毛耳草适量，擂米泔水敷患处；另取鲜全草120克，水煎服。

2. **五步蛇咬伤**：鲜金毛耳草、地耳草、白花蛇舌草、一点红各30克，叶下珠、鬼针草各15克，捣烂，酌加烧酒拌匀敷伤口肿胀处。

3. **竹叶青蛇咬伤**：①鲜金毛耳草适量，捣汁服，渣敷伤口周围。②鲜金毛耳草90克，鲜徐长卿根15克，水煎服；另取鲜全草适量，捣烂敷伤口周围。

金盏银盘

来　源：为菊科植物金盏银盘 *Bidens biternata* (Lour.) Merr. et Sherff 的全草。

【别　　名】狗屎粘（建宁）。

【形态特征】一年生草本，高可达 1.5 米。茎略具四棱，无毛或被稀疏卷曲的短柔毛。叶对生；一回羽状复叶，顶生小叶卵形至长圆状卵形或卵状披针形，先端渐尖，基部楔形，边缘具稍密的锯齿，两面均被柔毛，侧生小叶 1~2 对，通常不分裂，基部下延，无柄或具短柄，三出复叶状分裂或仅一侧具 1 裂片，边缘有锯齿。头状花序单生；舌状花通常 3~5 朵，或有时无舌状花；盘花筒状。瘦果黑色，线形，顶端芒刺 3~4 枚，具倒刺毛。花期 7~9 月，果期 8~11 月。

【生境分布】生于旷野、路旁、村庄周围。全市各地均有分布。

【采收加工】春至秋季采收，鲜用或晒干。

【性味功能】味甘、微苦，性凉。清热解毒，凉血止血。

【用量用法】10~30 克，水煎服；外用适量，捣烂敷或煎水洗患处。

【民间验方】

1. 毒蛇咬伤：①金盏银盘 90 克，水煎，分 3 次服；另取鲜金盏银盘、紫花地丁各适量，捣烂敷伤口周围。②鲜金盏银盘叶 30 克，水煎服；另取鲜金盏银盘适量，捣烂敷伤口周围。

2. 青竹蛇咬伤：鲜金盏银盘、鸭跖草各 120 克，捣汁，每次服 100~150 毫升，渣敷伤口周围，每日 1~2 次。

3. 蝮蛇咬伤：金盏银盘、半边莲各 30 克，金银花、粉防己、青木香各 9 克，生甘草 4.5 克，水煎服。

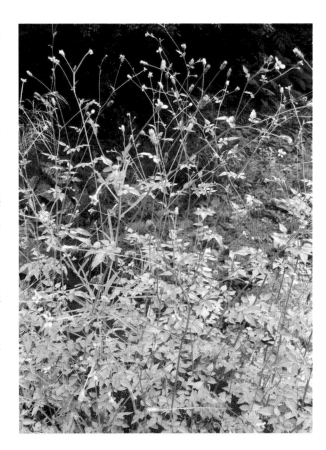

空心莲子草

来　源：为苋科植空心莲子草 *Alternanthera philoxeroides* (Mart.) Griseb. 的全草。

【别　　名】喜旱莲子草、水蕹菜、过江龙、空心苋（通称），空心蕹藤菜（永安），山苋菜（大田），水杨梅（将乐），水花生、水莲草、野空心菜（建宁）。

【形态特征】多年生草本，长 50~120 厘米。茎基部匍匐，节处生根，上部直立，中空，具纵沟，幼茎及叶腋有毛，老时无毛。叶对生；叶片倒卵状长圆形至倒卵状披针形，先端圆钝，具芒尖，基部渐狭，全缘，两面疏生细伏毛。花小，白色，密集成头状花序，单生于茎上部的叶腋。花期 5~10 月。

【生境分布】生于旷野路旁、田边、水沟、池塘或湿地。全市各地均有分布。

【采收加工】全年可采，鲜用或晒干。

【性味功能】味甘，性寒。清热利水，凉血解毒。

【用量用法】15~30 克，水煎服；外用鲜品适量，捣烂敷患处。

【民间验方】

毒蛇咬伤： ①鲜空心莲子草适量，水煎，取煎液冲洗伤口，药渣捣烂敷患处。②鲜空心莲子草 120~250 克，捣烂绞汁服，渣敷患处周围。

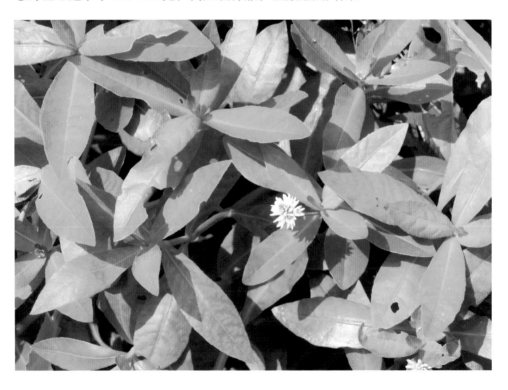

线萼山梗菜

来 源：为桔梗科植物线萼山梗菜 *Lobelia melliana* E. Wiﬂﬂﬂﬂ. 的全草。

【别 名】山梗菜、东南山梗菜（通称）。

【形态特征】多年生草本，高达 1.5 米，分枝或不分枝。主根粗，侧根纤维状。茎禾秆色，无毛。叶互生，螺旋状排列；有短柄或无柄；叶片多少镰状卵形至镰状披针形，先端长尾状渐尖，基部楔形，边缘具睫毛状小齿，两面无毛。总状花序生主茎和分枝顶端，花稀疏，朝向各方；花冠淡红色。蒴果近球形，上举，无毛。花果期 8~10 月。

【生境分布】生于沟谷、路旁、水沟边或林中湿地。全市各地均有分布。

【采收加工】夏、秋季采收，鲜用或晒干。

【性味功能】味辛、微甘，性温；有毒。镇咳化痰，解毒消肿，杀虫止痒。

【用量用法】6~9 克，水煎服；外用适量，捣烂敷或煎水洗患处。

【民间验方】

1. **毒蛇咬伤：**①鲜线萼山梗菜叶适量，捣烂敷伤口周围；另取线萼山梗菜全草 15~30 克，水煎服。②鲜线萼山梗菜 30 克，鲜鬼针草 60 克，捣烂绞汁或水煎服，有喉痹者加六神丸 20 粒。③线萼山梗菜根，酒浸 7 天后捣烂外敷；内服线萼山梗菜叶（研末），每次 3 克，冷开水送服，每日 3 次；另取全草适量，煎水洗患处。④鲜线萼山梗菜 30 克，鲜鬼针草 80 克，鲜白花蛇舌草 90 克，捣汁服或水煎服，渣捣烂敷伤口周围。

2. **眼镜蛇咬伤：**线萼山梗菜根、鬼针草根各 30 克，水 3 碗煎 1 碗，1 日 2 次口服；另取鲜犁头尖、南岭荛花、旱莲草、匍伏堇各 30 克，捣烂敷伤口周围，日 2 次。

3. **毒蛇咬伤昏迷不醒、四肢冰冷：**鲜线萼山梗菜 120 克，捣汁灌服。

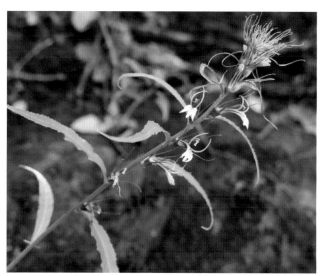

细叶水团花

来　源： 为茜草科植物细叶水团花 *Adina rubella* Hance 的根皮。

【别　　名】水杨梅（通称），水杨柴（建宁）。

【形态特征】落叶小灌木，高 1~3 米；小枝细长，具赤褐色微毛，后无毛；顶芽不明显，被开展的托叶包裹。叶对生，近无柄，薄革质，卵状披针形或卵状椭圆形，全缘，先端渐尖或短尖，基部阔楔形或近圆形。头状花序单生、顶生或兼有腋生；花小，花冠白色或淡紫红色。小蒴果长卵状楔形。花果期 5~12 月。

【生境分布】生于溪边、河边、沙滩等湿润地区。全市各地均有分布。

【采收加工】全年可采，鲜用或晒干。

【性味功能】味苦、涩，性凉。清热利湿，解毒消肿。

【用量用法】15~30 克，水煎服；外用适量，捣烂敷或煎水洗患处。

【民间验方】

毒蛇咬伤起黑疱： 水杨梅根皮适量，烧灰，酌加鹅屎，麻油调敷患处。

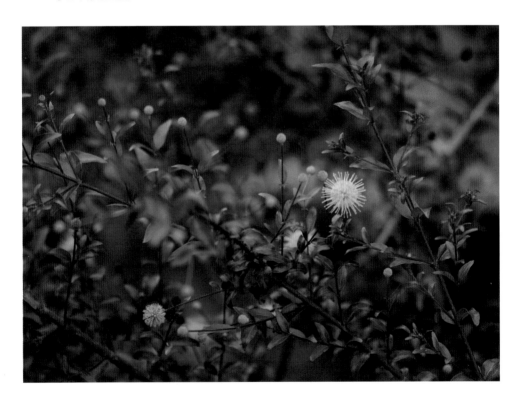

细叶鼠曲草

来 源：为菊科植物细叶鼠曲草 *Gnaphalium japonicum* Thunb. 的仝草。

【别　　名】天青地白（通称）。

【形态特征】多年生草本，高 8~25 厘米。茎纤细，簇生，密生白色绵毛。基部叶莲座状，花期生存，条状倒披针形，具小尖，基部渐狭，全缘，上面绿色，有疏绵毛或无毛，下面密被白色绒毛；茎生叶向上渐小，条形，基部有极小的叶鞘。头状花序多数，在茎端密集成球状；花全部结实，外围的雌花丝状，中央的两性花花冠筒状，上部粉红色，5 齿裂。瘦果矩圆形，有细点；冠毛白色。花期 2~4 月，果期 3~5 月。

【生境分布】生于山坡草地、田埂或路旁。全市各地均有分布。

【采收加工】春、夏季采收，鲜用或晒干。

【性味功能】味甘、淡，性凉。清肺平肝，利湿，解毒消肿。

【用量用法】15~30 克，水煎服；外用鲜品适量，捣烂敷患处。

【民间验方】

毒蛇咬伤：鲜细叶鼠曲草适量（或酌加猪油），捣烂敷伤口周围。

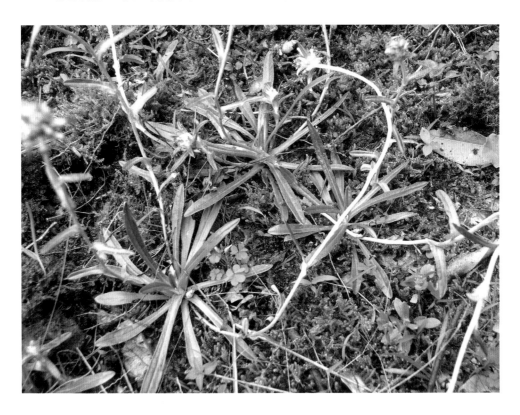

威灵仙

来　源: 为毛茛科植物威灵仙 *Clematis chinensis* Osbeck 的根。

【别　　名】隔山照（三元），生线藤（明溪），乌仔花根（清流），搜山虎（清流、宁化、尤溪），剪刀镐（宁化），霞椒蒂、铁脚莲（建宁），谢谢徐秋（泰宁），三角牛（大田、尤溪），铁线莲（沙县）。

【形态特征】木质藤本，长 3~10 米，干后变黑色。茎、小枝近无毛或疏生短柔毛。一回羽状复叶有 5 小叶，有时 3 或 7，偶尔基部一对以至第二对 2~3 裂至 2~3 小叶；小叶片卵形至卵状披针形，或为线状披针形、卵圆形，先端锐尖或渐尖，基部圆形、宽楔形或浅心形，全缘，两面近无毛，或疏生短柔毛。常为圆锥状聚伞花序，多花，腋生或顶生；花白色。瘦果扁，卵形至宽椭圆形，有柔毛。花期 6~9 月，果期 8~11 月。

【生境分布】生于偏阴的山坡林缘及灌丛中。全市各地均有分布。

【采收加工】全年可采，鲜用或晒干。

【性味功能】味辛、咸、微苦，性温；有小毒。祛风除湿，通经活络。

【用量用法】6~15 克，水煎服；外用适量，捣烂敷或煎水洗患处。

【温馨提示】孕妇慎服。《本草汇言》："凡病血虚生风，或气虚生痰，脾虚不运，气留生湿、生痰、生饮者，咸宜禁。"

【民间验方】

1.**竹叶青蛇咬伤:** 威灵仙、乌桕树皮各适量，捣烂敷患处。

2.**蛇伤拦药:** 鲜威灵仙藤捆扎伤口肿胀上部，使毒气不能上行。

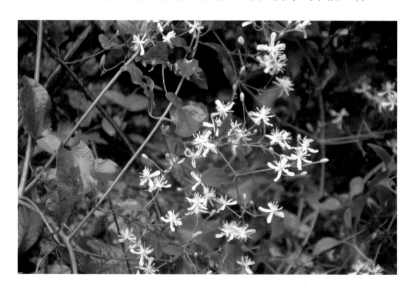

■ 星宿菜

来　源：为报春花科植物星宿菜 *Lysimachia fortunei* Maxim. 的全草或根。

【别　　名】直瓜仔、红根子（三元），赤脚草、赤芽草（清流）、莱肥钗（明溪），小叶吉茶、矮荷子、红根子草（宁化、三元），赤脚虹（大田），田拐、田挂、田瓜子（永安），赤油、赤脚草（泰宁），赤根仔（尤溪），地柯、田柯、水柯（沙县）。

【形态特征】多年生草本，高 30~70 厘米。根茎横走，紫红色。茎直立，基部呈紫红色，有黑色腺点。叶互生；叶片椭圆状披针形或倒披针形，先端渐尖或短渐尖，基部楔形，两面密生黑色腺点，全缘。总状花序顶生；花小，白色。蒴果球形。花期 5~8 月，果期 8~11 月。

【生境分布】生于沟边、田埂、路旁、山坡等低湿处。全市各地均有分布。

【采收加工】夏、秋季采收，鲜用或晒干。

【性味功能】味苦、辛，性凉。清热解毒，活血调经，利水消肿。

【用量用法】15~30 克，水煎服；外用适量，捣烂敷或煎水洗患处。

【民间验方】

1. 毒蛇咬伤：①鲜星宿菜全草捣烂绞汁，酌加米酒服；渣敷伤口周围。②星宿菜、杠板归各适量，煎水洗患处；另取鲜星宿菜、紫花地丁各适量，捣烂敷伤口周围。③鲜星宿菜全草、半边莲各适量，捣汁，酌加酒冲服，渣敷伤口。④鲜星宿菜适量，食盐少许，捣烂敷伤口周围。⑤鲜星宿菜叶适量，用文火炒软，取出，捣烂敷伤口周围；另取鲜星宿菜根 30~50 克，水煎服，日 3 次。⑥星宿菜 20 克，一枝黄花 15 克，金毛耳草、紫花地丁、地苍各 10 克，水煎服。局部红肿加地耳草、排钱草、算盘子各 10 克，小槐花 6 克。

2. 青竹蛇咬伤：①鲜星宿菜、野芋各适量，糯米少许，捣烂敷患处；另取鲜星宿菜根 60 克，水炖服。②鲜星宿菜、豆腐柴叶、马兰根各 30 克，锅底灰、酒糟各少许，捣烂敷头后枕骨部。

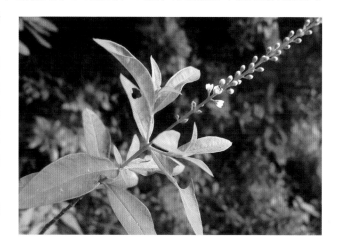

香茶菜

【来　源】为唇形科植物香茶菜 *Rabdosia amethystoides* (Benth.) H. Hara [*Isodon amethystoides* (Benth.) C. Y. Wu et Hsuan] 的根及地上部位。

【别　　名】拳头草、曲草（大田），铁拳头（大田、尤溪、宁化），四方草（沙县），铁钉头（沙县、大田、宁化）。

【形态特征】多年生草本，高 0.3~1.5 米。根茎成不规则块状。茎四棱形，密被倒向柔毛。叶对生，卵圆形、卵形至披针形，先端渐尖、急尖或钝，基部渐狭，下延至柄，边缘有粗锯齿，两面被白色或黄色腺点。二聚歧伞花序成顶生或腋生的圆锥花序；花小，淡蓝紫色或白色。小坚果卵形，黄粟色，有腺点。花期 5~9 月，果期 7~11 月。

【生境分布】生于山坡路边、溪沟边阴湿的草丛中或林下。全市各地均有分布。

【采收加工】根全年可采，地上部分夏、秋季采，鲜用或晒干。

【性味功能】味辛、苦，性凉。清热解毒，活血消肿，祛瘀止痛。

【用量用法】15~30 克，水煎服；外用鲜品适量，捣烂敷患处。

【温馨提示】孕妇慎服。

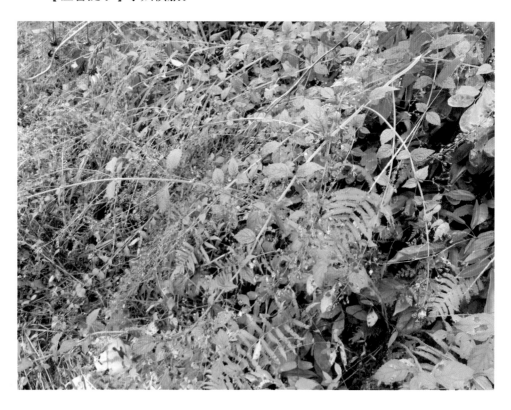

【民间验方】

1. **毒蛇咬伤**：①香茶菜根 60 克，徐长卿 15 克，浸入白酒 150 克中，约 3 星期即可服用，首次量为 50~100 毫升，以后每日 3~4 次，每次 25~50 毫升，连服 3~4 天；药酒可外涂伤口周围。②香茶菜根、白花蛇舌草、千里光各 30 克，水煎服；另取香茶菜根 100 克，煎水频洗创口。

2. **五步蛇咬伤**：香茶菜根 30 克，水煎服；另取鲜香茶菜叶适量，捣烂敷伤口周围。

■ 匍伏堇

来　源：为堇菜科植物七星莲 *Viola diffusa* Ging. 的全草。

【别　　名】伏地堇、天芥菜、蔓茎堇菜（通称），白土仔、犬咬粽（三元），蛇毒子（永安），白瓢菜（明溪），白疔草（清流、大田），刀瓜菜、银茶匙、白水苦哉（清流），罗水苦哉（宁化），疔草、黄苦支（建宁），油渣草（泰宁），白蛇子（将乐），白地草（沙县），白塔仔、白蚊萱（尤溪）。

【形态特征】一年生草本，全体被糙毛或白色柔毛，稀近无毛。花期生出地上匍匐枝，先端具莲座状叶丛，通常生不定根。叶基生或互生，卵圆形至椭圆形，先端钝或稍尖，基部楔形或截形，明显下延于叶柄，边缘具钝齿及缘毛；叶柄具明显的翅，与叶柄等长或更长。花较小，单生叶腋，淡紫色或白色，具长梗。蒴果椭圆形。花期3~5月，果期5~8月。

【生境分布】生于路边草地、沟旁、村舍旁较潮湿肥沃处。全市各地均有分布。

【采收加工】全年可采，鲜用或晒干。

【性味功能】味苦、微辛，性寒。清热解毒，清肺化痰，消肿排脓。

【用量用法】9~15克，水煎服；外用鲜品适量，捣烂敷患处。

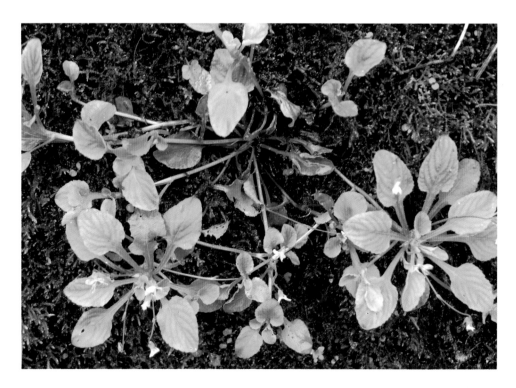

【温馨提示】脾胃虚寒者慎服。

【民间验方】

1.毒蛇咬伤：①鲜匍伏堇、山梗菜、石胡荽、豨莶草各适量，捣烂外敷；另取鲜山梗菜、豨莶草各30克，水煎服。②鲜匍伏堇、木芙蓉花各等量，加冷茶少许，捣烂外敷，每日换药2次，同时内服清热解毒药。③鲜匍伏堇捣烂绞汁约1小杯，冲酒服；渣敷伤口周围。④鲜匍伏堇适量，酌加雄黄，捣烂敷患处。⑤鲜匍伏堇适量，捣烂敷患处。局部无红肿加石胡荽，有红肿加木芙蓉叶。⑥鲜匍伏堇适量，播米泔水外敷患处；另取鲜全草120克，捣烂绞汁服。⑦鲜匍伏堇适量，酒糟或烧酒少许，捣烂敷患处；另取鲜全草250克，捣汁冲开水服。⑧鲜匍伏堇、蓝花参、半边莲、白花蛇舌草各适量，捣烂敷患处。

2.创口发生水疱，流出黄水并有发痒：匍伏堇240克，土牛膝、枯矾、雄黄各500克，生半夏150克，研末备用。取适量调茶油外敷，上药前先用盐水洗净患处。

狭叶香港远志

来　源：为远志科植物狭叶香港远志 *Polygala hongkongensis var. stenophylla* (Hayata) Migo 的全草。

【别　　名】毒蛇药（清流），水竹莲（将乐）。

【形态特征】多年生草本至亚灌木，高 15~50 厘米。茎、枝被疏至密的卷曲短柔毛。叶线状披针形，先端渐尖，基部圆形，全缘。总状花序顶生或兼有腋生；花瓣 3 枚，白色或紫色，龙骨瓣顶端具流苏状鸡冠状附属物。蒴果近扁球形，顶端微凹。花期 3~11 月，果期 6~11 月。

【生境分布】生于林下、路旁、山坡草地。全市各地均有分布。

【采收加工】全年可采，鲜用或晒干。

【性味功能】味辛、苦，性平。清热解毒，止咳化痰，益智安神。

【用量用法】6~15 克，水煎服；外用鲜品适量，捣烂敷患处。

【民间验方】

青竹蛇咬伤：①鲜狭叶香港远志适量，捣烂敷患处。②鲜狭叶香港远志、半边莲各适量，捣烂敷患处。

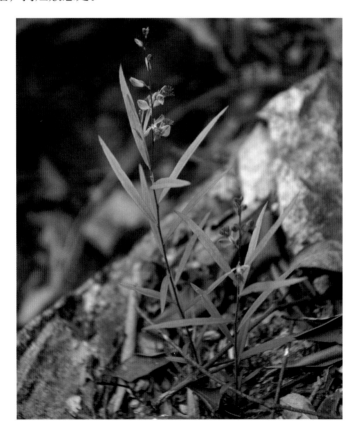

■ 狭叶韩信草

来　源：为唇形科植物半枝莲 *Scutellaria barbata* D. Don 的全草。

【别　　名】并头草（通称），四方榫耙子草、犁耙子草（宁化），牙刷草（清流），柿草（大田）。

【形态特征】多年生草本，高 15~50 厘米。茎直立，四棱形，无毛或在序轴上部疏被紧贴的小毛，不分枝或具或多或少的分枝。叶对生，三角状卵形或披针形，先端急尖，基部宽楔形或近截形，边缘生有疏而钝的浅牙齿，上面橄榄绿色，下面淡绿有时带紫色，两面沿脉上疏被紧贴的小毛或几无毛。花成对生于花序轴上，偏于一侧，排列成顶生或腋生的总状花序；花冠紫蓝色。小坚果褐色，扁球形。花果期 4~7 月。

【生境分布】生于田埂、沟边或湿润草地上。全市各地均有分布。

【采收加工】初夏采收，鲜用或晒干。

【性味功能】味辛、微苦，性凉。清热解毒，凉血止血，利尿消肿。

【用量用法】15~30 克，水煎服；外用鲜品适量，捣烂敷患处。

【温馨提示】孕妇慎服。

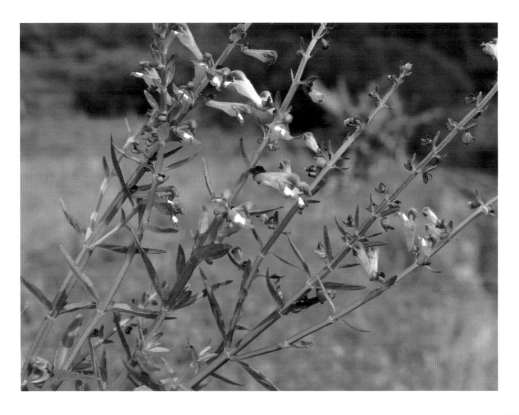

【民间验方】

1. 毒蛇咬伤： ①鲜半枝莲 30 克，捣汁调黄酒服，渣敷患处周围；或与鲜爵床草 30 克，捣汁调黄酒，交替服用。②鲜半枝莲、金毛耳草各适量，捣汁服，渣敷患处周围。③鲜半枝莲、半边莲各适量，捣烂敷患处。④鲜半枝莲、乌蔹莓各等量，绞汁涂或捣烂敷伤口周围。⑤鲜半枝莲、爵床、半边莲各 60 克，捣汁服，日 2 次，渣敷伤口周围。

2. 竹叶青蛇咬伤： ①鲜半枝莲、半边莲、鬼针草各 125~250 克，水煎，分 2~3 次服；另取上述 3 种鲜草各适量，酌加食盐，捣汁涂抹伤处，每日数次。②鲜半枝莲、紫花地丁、土牛膝叶各适量，捣烂敷伤处，每日 1 次，连用 3~4 次。如伤处皮肤起疱，应先挑破并拭净，然后敷药。

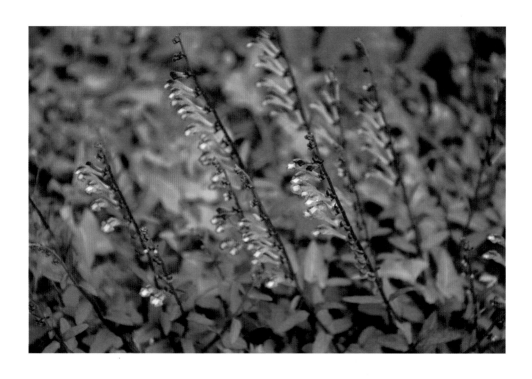

■ 美丽胡枝子

【来　源】为豆科植物美丽胡枝子 *Lespedeza thunbergii* subsp. *formosa* (Vogel) H. Ohashi [*L. formosa* (Vog.) Koehne] 的根、叶。

【别　　名】白蒲藤、杨骨笋（宁化），糠芽茶（建宁），牛马少枝头（泰宁），牛姆西（永安、尤溪），笆沙、羊牯草、白布沙、红布沙（永安），布渣（大田），羊尾匙（沙县），铺拉鸟（尤溪）。

【形态特征】直立灌木，高 1~2 米。幼枝有纵棱，密被白色短柔毛。三出复叶，互生；顶生小叶卵形、卵状椭圆形或长椭圆形，先端尖，圆钝或微凹，基部楔形，全缘，叶背密被短伏毛；托叶披针形，宿存。总状花序较叶长，腋生，或在枝端形成圆锥状；花冠紫色，蝶形。荚果斜卵形或长圆形，顶端具短喙，被短绒毛。花果期 6~11 月。

【生境分布】生于山坡灌丛、路旁、林缘、溪沟边及村庄附近。全市各地均有分布。

【采收加工】根全年可采，茎叶春至秋采，鲜用或晒干。

【性味功能】味苦，性平。根清热解毒，祛风除湿，活血止痛；叶清热利尿。

【用量用法】15~30 克，水煎服；外用鲜品适量，捣烂敷患处。

【民间验方】

毒蛇咬伤：①鲜美丽胡枝子叶适量，捣烂敷患处。②美丽胡枝子根二重皮适量，红糟少许，捣烂敷患处。

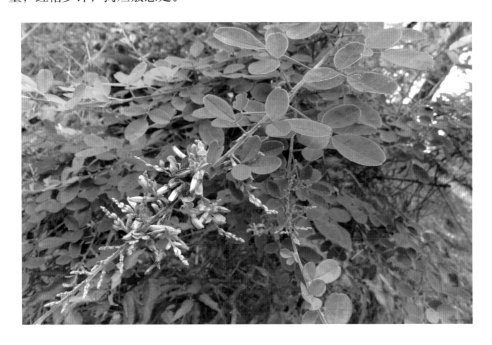

活血丹

来　源：为唇形科植物活血丹 *Glechoma longituba* (Nakai) Kupr. 的全草。

【别　　名】连钱草、肺风草（通称），金钱薄荷（沙县、永安、大田、宁化），透骨草（永安、明溪），连钱薄荷、穿藤薄荷、落地金钱（三元），透骨消（宁化、清流、明溪、将乐、永安），十八缺（宁化、清流、建宁），铜钱草（建宁），连钱薄荷、四角杆、秋藤荷（尤溪），老鸦碗（将乐），空腹消（大田）。

【形态特征】多年生草本，高 10~30 厘米，有薄荷气味。匍匐茎着地生根，四方形，通常呈淡紫红色。叶对生，心形或近肾形，先端急尖或钝，基部心形，边缘具圆齿，两面疏被毛；叶具长柄，被长柔毛。轮伞花序通常 2 花，生于叶腋；花冠唇形，淡紫红、蓝至紫色。小坚果长圆状卵形，黑褐色。花期 3~5 月，果期 4~7 月。

【生境分布】生于路旁、村舍周围、田野、草地、菜园、林缘等阴湿处。全市各地均有分布。

【采收加工】夏、秋季采收，鲜用或晒干。

【性味功能】味微苦、辛，性凉。清热解毒，祛风除湿，利尿通淋。

【用量用法】15~30 克，水煎服；外用鲜品适量，捣烂敷患处。

【温馨提示】孕妇慎服。

【民间验方】

毒蛇咬伤：①鲜连钱草 30~60 克，水煎，酌加酒兑服；另取鲜品适量，捣烂敷患处。②连钱草生药鲜吃，并捣烂敷伤口。③鲜连钱草适量，嚼烂敷患处。

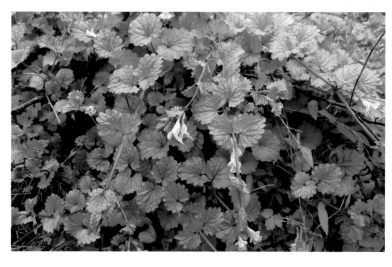

盐肤木

来　源：为漆树科植物盐肤木 *Rhus chinensis* Mill. 的根、叶。

【别　　名】信壳樵、盐冬冇（明溪、清流、宁化），咸敬敬、行更更（明溪），明盐仔（宁化），芙莲柴、肤片柴（建宁），蒲葫盐、下下盐、暴落盐（大田），普芦盐、九节鞭、魁盐树、猴盐、九摺齿（三元），蒲连盐、猴盐柴（三元、永安），浮罗盐、浦理盐、蒲老盐、抱罗盐（尤溪），咸星子（将乐），蓬农祥（沙县），盐树（泰宁）。

【形态特征】落叶小乔木或灌木，高 2~10 米。小枝棕褐色，被锈色柔毛，具圆形小皮孔。奇数羽状复叶互生；叶轴具宽的叶状翅，叶轴和叶柄密被锈色柔毛；小叶 7~13 片，多形，常为卵形或椭圆状卵形或长圆形，先端急尖，基部圆形，顶生小叶基部楔形，边缘具粗锯齿或圆齿。圆锥花序顶生；花小，杂性，淡黄色。核果球形，成熟时红色。花期 8~9 月，果期 10~11 月。

【生境分布】生于向阳山坡、沟谷、溪边的疏林边或灌丛中。全市各地均有分布。

【采收加工】根全年可采，叶夏、秋季采，鲜用或晒干。

【性味功能】根味酸、咸，性平；祛风除湿，止咳化痰，调中益气，活血解毒。叶味酸、微苦，性凉；消肿解毒。

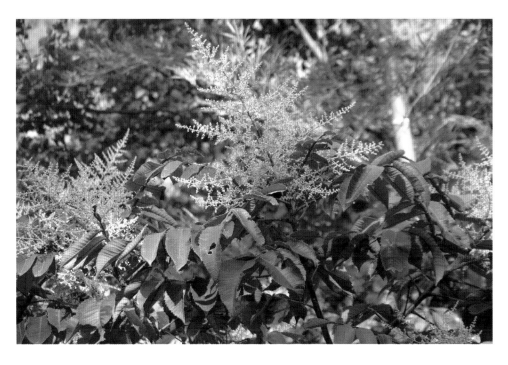

【用量用法】根 15~60 克，叶 9~15 克，水煎服；外用适量，煎水洗或捣烂敷患处。

【民间验方】

1. **毒蛇咬伤：** ①鲜盐肤木根 120 克，水煎，取一半加醋少许内服，余下的药液洗伤口。②鲜盐肤木根皮适量，捣烂敷脑后。③鲜盐肤木叶适量，食盐少许，捣烂敷患处，日换药 2 次；另取鲜盐肤木根 100 克，水煎服。④鲜盐肤木根二重皮、石胡荽、旱莲草各适量，捣烂敷伤口周围。⑤鲜盐肤木叶捣烂，冲入清水，取药液洗患处；另取鲜盐肤木叶捣烂敷患处。⑥鲜盐肤木根二重皮适量，酌加稀饭、食盐，捣烂敷伤口周围。⑦鲜盐肤木根二重皮适量，捣烂敷伤口周围；另取干根 60 克，水煎服。如被银环蛇咬伤，有全身症状（如休克）者，则加鲜辣椒叶 60 克，水煎服。⑧盐肤木根 90~150 克，水浓煎分 2 次服；另取鲜犁头尖块根 3 粒，雄黄少许，捣烂敷伤口周围，日换药 1 次。⑨鲜盐肤木叶适量，捣烂，加入少许高粱酒，绞汁涂患处周围，日数次。

2. **竹叶青蛇咬伤：** 鲜盐肤木根二重皮 100 克，大米适量（先用水浸泡 15~30 分钟），共捣烂敷伤口周围，每日换药 2 次。

■ 莲子草

来　源：为苋科植物莲子草 *Alternanthera sessilis* (L.) R.Br. ex DC. 的全草。

【别　　名】白花节节草、曲节草（通称）。

【形态特征】多年生草本，高 10~45 厘米。茎上升或匍匐，绿色或稍带紫色，有条纹及纵沟，沟内有柔毛，在节处有一行横生柔毛。单叶对生；无柄；叶片条状披针形、矩圆形、倒卵形、卵状矩圆形，先端渐尖，基部渐狭，全缘或有不显明锯齿，两面无毛或疏生柔毛。头状花序 1~4 个，腋生，无总花梗，初为球形，后渐成圆柱形；花密生，花轴密生白色柔毛。胞果倒心形，包在宿存花被片内。花期 5~7 月，果期 7~9 月。

【生境分布】生于路旁、田埂及水沟边。全市各地均有分布。

【采收加工】全年可采，鲜用或晒干。

【性味功能】味甘，性微寒。清热解毒，消肿退癀，凉血散瘀，利水通淋。

【用量用法】10~15 克，水煎服；外用适量，捣烂敷或煎水洗患处。

【民间验方】

毒蛇咬伤： ①鲜莲子草 90~120 克，水煎或酒、水各半煎服；另取鲜叶适量，捣烂敷患处。②莲子草 30 克，鬼针草、七叶一枝花、野菊花各 15 克，水煎服。

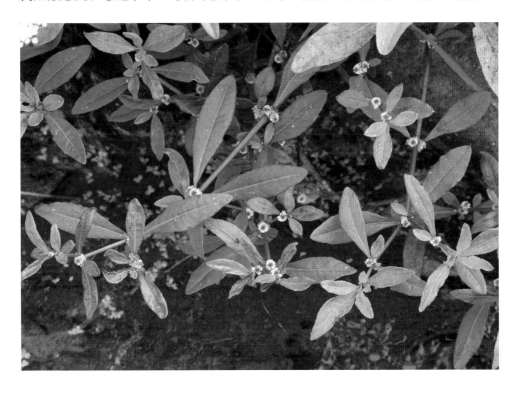

■ 鸭跖草

来　源：为鸭跖草科植物鸭跖草 *Commelina communis* L. 的全草。

【别　　名】翠子草、竹仔草、蓝花菜（宁化），竹仔菜（宁化、将乐），日头糊、萤火虫、油尾萤（大田），斧头花（三元），葡罗花（尤溪），鸭食草（建宁），竹叶蓬（沙县）。

【形态特征】一年生披散草本，高 15~60 厘米。茎匍匐生根，多分枝，下部无毛，上部被短毛。叶互生，无柄或近无柄；叶片披针形至卵状披针形，先端渐尖，基部下延成鞘，抱茎。总苞片佛焰苞状，与叶对生，折叠状，展开后为心形，顶端短急尖，基部心形，边缘常有硬毛；聚伞花序，下面一枝仅有花 1 朵；花瓣深蓝色。蒴果椭圆形。花果期 4~11 月。

【生境分布】生于山坡阴湿地、路边、沟边、水田边。全市各地均有分布。

【采收加工】夏、秋季采收，鲜用或晒干。

【性味功能】味甘、淡，性寒。清热解毒，利水消肿。

【用量用法】15~30 克，水煎服；外用鲜品适量，捣烂敷患处。

【民间验方】

1. 毒蛇咬伤：①鲜鸭跖草适量，米饭、食盐各少许，捣烂敷患处。干即换。②鲜鸭跖草适量，捣汁，冷服；渣敷伤口周围。③鸭跖草 30~60 克，水煎服；另取鲜鸭跖草、紫花地丁各适量，捣烂敷伤口周围。

2. 竹叶青蛇咬伤：鲜鸭跖草、鬼针草各 120 克，捣烂绞汁服，每次 100~150 毫升，每日 1~2 次；配合扩创清洗、拔火罐等处理后，将药渣敷伤口周围。

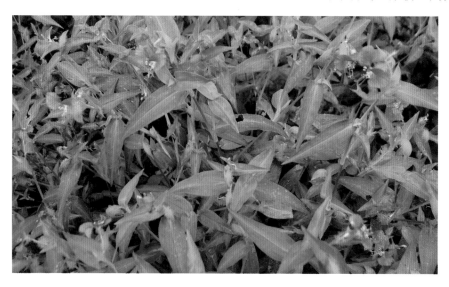

■ 积雪草

来　源　为伞形科植物积雪草 *Centella asiatica* (L) Urban 的全草。

【别　　名】乞食碗（通称），乞丐婆碗（三元、沙县、水安），铁掌草（永安），大叶乞食碗（明溪、大田、清流、宁化），乞食婆卵（明溪），大水钱（永安、宁化），大叶金钱草（宁化），破铜钱（建宁），壳石碗（泰宁），老鸦碗（将乐），始壳钱草（大田），乞丐碗（尤溪）。

【形态特征】多年生草本。茎匍匐，细长，节上生根，无毛或稍有毛。单叶互生；具长柄，基部鞘状；叶片肾形或近圆形，基部阔心形，边缘有钝锯齿，两面无毛或在背面脉上疏生柔毛。伞形花序 2~4 个，聚生于基部叶腋或单生；花紫红色或乳白色。双悬果扁球形，基部心形或平截。花果期 4~10 月。

【生境分布】生于阴湿草地、田埂、沟边或房前屋后。全市各地均有分布。

【采收加工】全年可采，鲜用或晒干。

【性味功能】味辛、微苦，性寒。清热解毒，活血祛瘀，利水消肿。

【用量用法】15~30 克，水煎服；外用鲜品适量，捣烂敷患处。

【温馨提示】脾胃虚寒者慎服。

【民间验方】

毒蛇咬伤： ①鲜积雪草、蔓茎堇菜各等量，捣烂敷患处。②鲜积雪草、黄疸草、天胡荽、半边莲各等量，擂米泔水敷患处。

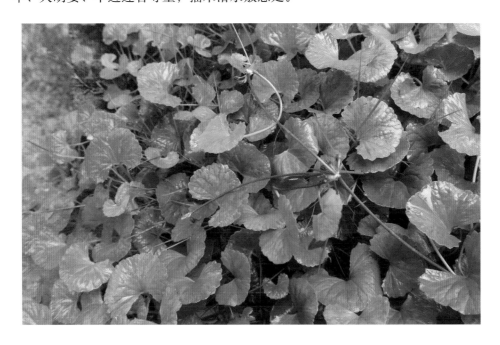

臭灵丹

来　源：为菊科植物六棱菊 *Laggera alata* (D. Don) Sch.-Bip. 的根或全草。

【别　　名】四棱风（宁化），　四角草（三元），　六角仙、洋芋山里、六特练（大田），　六六齿、六竹辫（尤溪）。

【形态特征】多年生草本，高约1米，有香气。茎直立，具翅及沟纹，密被淡黄色的短柔毛。叶互生，长圆形或匙状长圆形，先端钝，基部渐狭，下延成翅，与茎上的翅相连，两面密被具柄腺毛；上部叶较小，条状披针形。头状花序排成圆锥状；花全为管状，淡紫色。瘦果圆柱形，被柔毛。花果期10月至翌年2月。

【生境分布】生于山坡、路旁、田埂、草地上。全市各地均有分布。

【采收加工】夏、秋季采收，除去杂质，鲜用或晒干。

【性味功能】味苦、辛，性微温。祛风除湿，活血解毒。

【用量用法】15~30克，水煎服；外用鲜品适量，捣烂敷患处。

【民间验方】

1.**毒蛇咬伤：**①六棱菊适量，水煎，取煎液冲洗伤口，药渣捣烂敷患处。②鲜六棱菊适量，酌加米醋，捣烂敷患处周围。③鲜六棱菊根30克，水煎冲酒服；另取鲜叶适量，捣烂敷伤口周围。

2.**青竹蛇咬伤：**六棱菊根60克，磨水服；另取鲜茎叶适量，捣烂敷伤口周围。

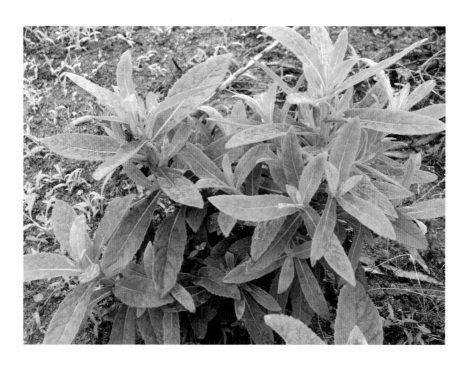

■ 徐长卿

【来　源】为萝藦科植物徐长卿 *Vincetoxicum pycnostelma* Kitag.［*Cynanchum paniculatum* (Bunge) Kitag.］的根、根茎或带根全草。

【别　名】了刁竹、天竹根、观音竹（通称），刁竹根、潦勾竹（将乐），鸟叫竹（建宁），刁竹（清流），寮刁竹（清流、永安）。

【形态特征】多年生直立草本，高约 1 米。根须状，多至 50 余条，形如马尾，具特殊香气。茎柔弱，不分枝，无毛或被微毛。叶对生；几无柄；叶片线形至披针状线形，先端渐尖，基部渐狭成狭楔形，两面无毛或上面及边缘被疏毛；主脉突起，侧脉不明显。聚伞花序圆锥状，生于近顶端叶腋内，有花 10 余朵；花冠黄绿色，近辐状；副花冠黄色，肉质。蓇葖果单生，圆柱状，先端长尖。花期 5~7 月，果期 9~12 月。

【生境分布】生于高山向阳山坡的草丛中。全市各地零星分布。

【采收加工】全年可采，鲜用或晒干。

【性味功能】味辛、微苦，性温。祛风除湿，理气止痛，祛瘀通经，解毒消肿。

【用量用法】3~10 克，水煎服，不宜久煎；外用适量，捣烂敷或煎水洗患处。

【温馨提示】孕妇慎服。

【民间验方】

1. 毒蛇咬伤：①徐长卿根 15 克，豨莶草 30 克，水煎服，渣洗伤口。②徐长卿根 30 克，鲜鱼腥草 60 克，鲜海金沙藤、苦瓜叶、败酱各 30 克，鲜地胆草全草 15 克，干饭少许，捣烂敷患处。③徐长卿根 15 克，酌加水煎成半碗温服；渣捣烂敷伤口周围。④徐长卿根 10 克，酒、水各半炖服，渣捣烂敷伤口周围。⑤徐长卿根 9 克，香茶菜 30 克，水煎服。⑥徐长卿 10 克，一枝黄花、盐肤木各 30 克，水煎服。⑦徐长卿根 30 克，地瓜酒 250 克，炖服；另取鲜全草适量，捣烂调桐油敷伤口周围。⑧徐长卿根 12 克，辣蓼 15 克，水煎服；另取鲜徐长卿根、薄荷、辣蓼各适量，捣烂敷伤口周围；或鲜徐长卿根、青木香各适量，酌加冰糖，捣烂敷伤口周围。⑨徐长卿根用白酒浸泡，取药酒擦患处周围；另取鲜红番苋叶适量，食盐少许，共捣烂敷伤口周围。

2. 五步蛇咬伤：鲜徐长卿、青木香各 30 克，鲜山梗菜 15 克，鲜金线莲 9 克，捣汁调蜜服，渣敷伤口周围。

3. 银环蛇咬伤：徐长卿、石菖蒲各 9 克，半边莲、八角莲、青木香、土牛膝、石胡荽各15克，大青根、射干各30克，共研细末，每次9克，每日3次，开水送服。

4.青竹蛇咬伤：鲜徐长卿、海金沙藤、苦瓜叶、败酱各30克，鲜鱼腥草60克，鲜地胆草15克，酌加冷饭，捣烂敷伤口周围；另取徐长卿根15~30克，以开水浸泡1小时后服。

5.神经性毒蛇咬伤：徐长卿18克，鬼针草60克，石胡荽6克，一枝黄花、半枝莲各15克，小槐花20克，水煎，酌加米酒服。

6.蛇伤中毒四肢抽搐：徐长卿15克，研末，开水送服。

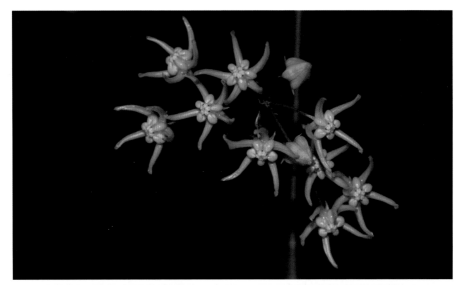

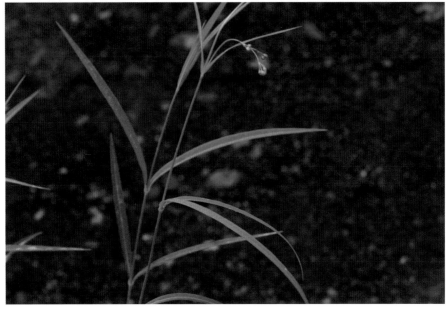

■ 饿蚂蝗

来　源：为豆科植物饿蚂蝗 *Desmodium multiflorum* DC.［*D. sambuense* (D. Don) DC.］的全草。

【别　　名】山乌豆（永安），粘身草、三叶山豆根（宁化）、三白豆（三元），破鞋荚（尤溪）。

【形态特征】小灌木，高达 2 米。枝有棱角，疏生长柔毛。三出复叶互生，顶生小叶宽椭圆形，先端钝，具硬尖，基部楔形，上面无毛，下面脉上有黄色长柔毛，侧生小叶小，略斜；叶柄具淡黄色柔毛。总状花序腋生或为顶生的圆锥花序，花多数，密生；花冠粉红色。荚果，密被黑褐色绢毛，有 4~7 荚节。花期 7~9 月，果期 9~11 月。

【生境分布】生于山坡草地、路旁或林缘。全市各地均有分布。

【采收加工】全年可采，鲜用或晒干。

【性味功能】味甘、苦，性凉。活血止痛，清热利尿，解毒消肿。

【用量用法】9~30 克，水煎服；外用鲜品适量，捣烂敷患处。

【民间验方】

毒蛇咬伤：鲜饿蚂蝗全草 30 克，水煎服；另取鲜叶适量，捣烂敷伤口周围。

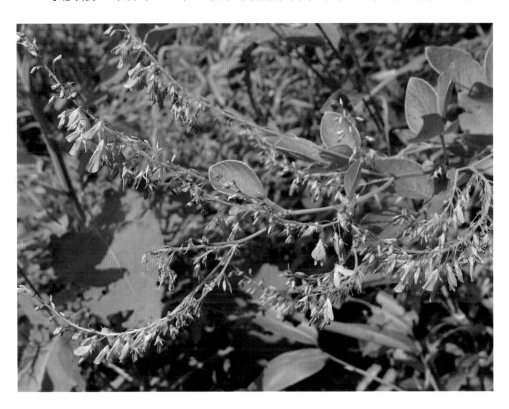

瓶耳小草

来　源：为瓶耳小草科植物瓶耳小草 *Ophioglossum vulgatum* Linn. 的全草。

【别　　名】一枝箭（通称）。

【形态特征】多年生小草本，高10~20厘米。根状茎短而直立，具一簇肉质粗根，如匍匐茎一样向四面横走，生出新植物。叶通常单生；营养叶为卵状长圆形或狭卵形，先端钝圆或急尖，基部急剧变狭并稍下延，无柄，微肉质到草质，全缘，网状脉明显；孢子叶长9~18厘米或更长，较粗健，自营养叶基部生出。孢子囊穗呈柱状，自总柄顶端生出，远长于营养叶；孢子囊扁球形。春季生孢子。

【生境分布】生于林下潮湿草地、田边或草坪。分布于大田、三元、清流、宁化、泰宁、建宁。

【采收加工】夏、秋季采收，鲜用或晒干。

【性味功能】味甘、淡，性微寒。清热解毒。

【用量用法】6~15克，水煎服；外用鲜品适量，捣烂敷患处。

【民间验方】

毒蛇咬伤：①瓶耳小草15~30克，水煎服；另取鲜草适量，捣烂敷患处周围。②瓶耳小草3克，研末，分3次，冲酒服。③鲜瓶耳小草适量，捣烂，酌加鸡蛋清调匀敷伤口周围。

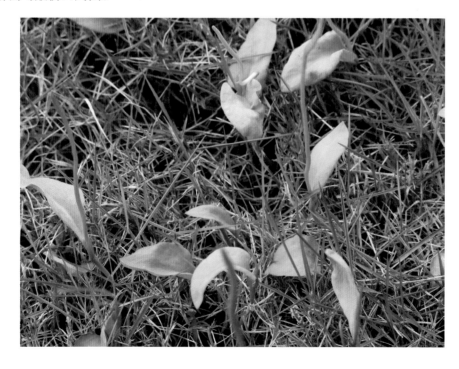

■ 海金沙

来　源：为海金沙科植物海金沙 *Lygodium japonicum* (Thunb.) Sw. 的全草。

【别　　名】竹弦丝（三元、大田），鸡爪草、鸭爪草（永安），山鸡脚草（明溪），铁线藤（三元、沙县、明溪、大田、尤溪、宁化），蛤蟆藤子草（宁化、泰宁），金沙藤、鼎擦藤（宁化），虾蟆藤（清流、将乐、建宁），鸡脚草（明溪、尤溪），山鸡脚草（明溪），节丝藤（大田），细丝藤、细字藤（尤溪），山竹丝（沙县）。

【形态特征】多年生攀缘草质藤本，长 1~5 米。根须状，黑褐色，被毛；根状茎细长而横走。茎细弱，呈干草色，有白色微毛。叶二型，多数，对生于叶轴上的短枝两侧；不育羽片尖三角形，长宽几相等，二回羽状；一回羽片 2~4 对，互生；二回小羽片 2~3 对，卵状三角形，互生，掌状三裂，裂片短而阔，边缘有不规则的浅圆锯齿。能育叶卵状三角形；一回羽片 4~5 对，互生，长圆状披针形；二回羽片 3~4 对，卵状三角形。孢子囊生于能育羽片的背面，成穗状排列。8 月生孢子。

【生境分布】生于山地路旁、山坡灌丛中及村庄周围。全市各地均有分布。

【采收加工】全年可采，鲜用或晒干。

【性味功能】味甘，性寒。清热解毒，利水通淋。

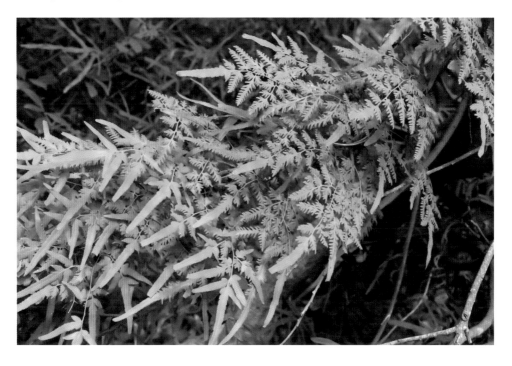

【用量用法】15~30克，水煎服；外用适量，捣烂敷或煎水洗患处。

【温馨提示】孕妇慎服。

【民间验方】

毒蛇咬伤：鲜海金沙藤适量，食盐少许，捣烂，酌加冷开水冲洗伤口；另取鲜徐长卿9克，鲜鱼腥草、地胆草、海金沙藤、苦瓜叶、败酱各15克，隔夜饭少许，捣烂，敷伤口周围，每日换药2次。

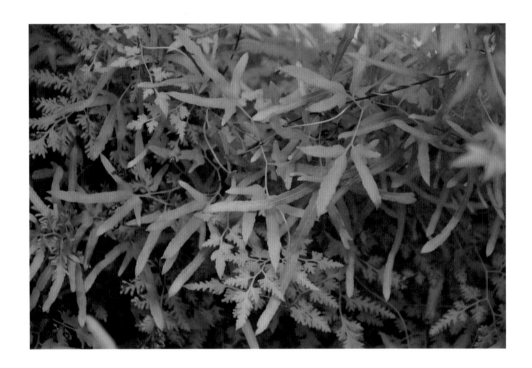

浮　萍

来　源：为浮萍科植物浮萍 *Lemna minor* L. 的全草。

【别　　名】青萍（通称），水萍（大田），红麻草（永安），漂（尤溪、沙县、三元、泰宁），鱼子漂（建宁），漂萍（泰宁）。

【形态特征】飘浮植物。叶状体对称，表面绿色，背面浅黄色或绿白色或常为紫色，近圆形、倒卵形或倒卵状椭圆形，全缘，上面稍凸起或沿中线隆起，背面垂生丝状根1条，根白色。叶状体背面一侧具囊，新叶状体于囊内形成浮出，以极短的细柄与母体相连，随后脱落。花单性，雌雄同株。果实无翅，近陀螺状。花期5~7月。

【生境分布】生于池塘、稻田、沟渠或静水中。全市各地均有分布。

【采收加工】夏季采收，鲜用或晒干。

【性味功能】味辛，性寒。发汗，透疹，利水，止痒，消肿。

【用量用法】6~15克，水煎服；外用适量，捣烂敷或煎水洗患处。

【温馨提示】表虚自汗者忌服。

【民间验方】

毒蛇咬伤，毒气入腹，腹部肿胀：鲜浮萍、败酱、红薯茎叶、辣蓼叶各等量，捣烂，加冷开水搅匀，绞汁频频饮之。

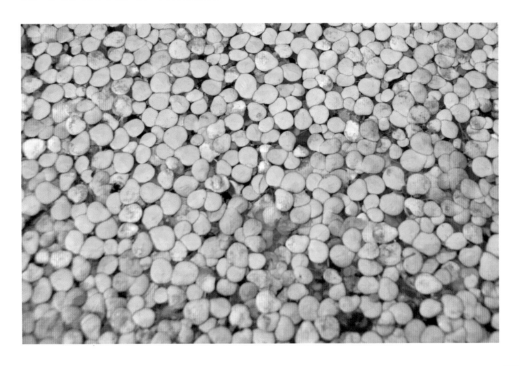

扇叶铁线蕨

来　源：为铁线蕨科植物扇叶铁线蕨 *Adiantum flabellulatum* Linn. 的全草。

【别　　名】过坛龙（通称），铁脚路基（宁化），乌芦萁（清流），乌脚蕨（尤溪）。

【形态特征】植株高 20~45 厘米。根状茎短而直立，密被棕色、有光泽的钻状披针形鳞片。叶簇生；叶片扇形，二至三回不对称的二叉分枝，通常中央的羽片较长，两侧的与中央羽片同形而略短，中央羽片线状披针形，奇数一回羽状；叶脉多回二歧分叉，直达边缘，两面均明显；叶干后近革质，绿色或常为褐色，两面均无毛；各回羽轴及小羽柄均为紫黑色，有光泽，上面均密被红棕色短刚毛，下面光滑。孢子囊群每羽片 2~5 枚，横生于裂片上缘和外缘；囊群盖半圆形或长圆形，上缘平直，革质，褐黑色，全缘，宿存。孢子期 5~11 月。

【生境分布】多生于阳光充足的酸性红、黄壤上。全市各地均有分布。

【采收加工】全年可采，鲜用或晒干。

【性味功能】味苦、辛，性凉。清热利湿，解毒消肿。

【用量用法】15~30 克，水煎服；外用适量，捣烂敷或研末调敷患处。

【民间验方】

毒蛇咬伤：①鲜过坛龙适量，捣烂敷患处。②鲜过坛龙捣汁 1 小碗服，渣敷伤口周围。③过坛龙、一见喜各等量，研末，每次服 1.5 克，日 3 次，药末亦可敷伤口周围。

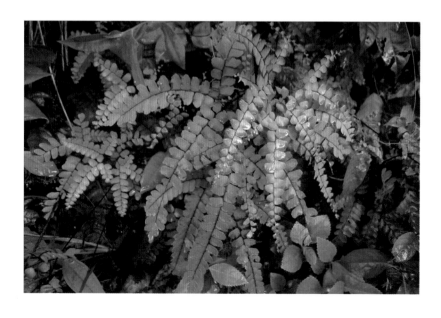

■ 黄瑞木

来　源：为山茶科植物黄瑞木 *Adinandra millettii* (Hook. et Arn.) Benth etHook.f. 的根及嫩叶。

【别　　名】樟耳钗（三元），老鼠籽（大田），乌珠（大田、将乐），乌珠树（将乐），狗骨子（永安），鸡珠子、乌鸡子樵（宁化），乌珠子樵（清流、宁化），瓜子金钗（明溪），乌灯鼓（尤溪）。

【形态特征】灌木或小乔木，高约 5 米。嫩枝和顶芽疏生柔毛。单叶互生；叶具短柄；叶片长圆状椭圆形，先端短尖而钝，基部渐狭，全缘，极少沿上半部疏生细锯齿。花两性，单生于叶腋，白色；花梗纤细，有贴伏短毛。浆果近球形，熟时黑色。花期 5~7 月，果期 8~10 月。

【生境分布】生于山坡、路旁、灌丛、山地林阴处或水边。全市各地均有分布。

【采收加工】根全年可采，鲜用或晒干；嫩叶夏、秋季采，多鲜用。

【性味功能】味苦，性凉。凉血止血，清热利湿，解毒消肿。

【用量用法】15~30 克，水煎服；外用鲜叶适量，捣烂敷患处，或以根磨淘米水涂擦患处。

【民间验方】

毒蛇咬伤：鲜黄瑞木嫩叶、大青叶、白花蛇舌草各适量，酒糟少许，捣烂敷伤处与百会穴。

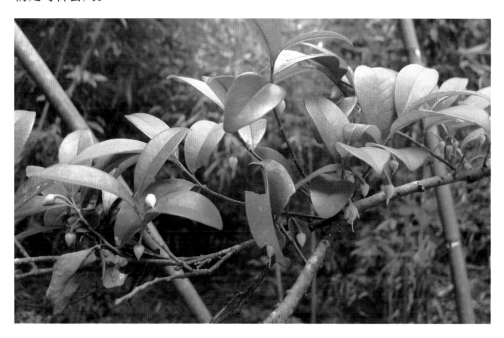

黄鹌菜

来　源：为菊科植物黄鹌菜 *Youngia japonica* (Linn.) DC. [*Crepis japonica* (L.) Benth.] 的根或全草。

【别　　名】山莱菔菜、山萝卜菜、山葡萄菜（尤溪），土蒲公英、土芥菜、黄花地丁（宁化），野芥菜（建宁）。

【形态特征】一年或二年生草本，高 20~50 厘米。须根肥嫩，白色。茎自基部抽出一至数枝，直立。基部叶丛生，倒披针形，提琴状羽裂，顶端裂片大，先端钝，边缘有不整齐的波状齿裂；茎生叶互生，稀少，通常 1~2 枚，少有 3~5 枚，叶片狭长，羽状深裂。头状花序小而多，排成聚伞状圆锥花丛；花冠黄色，边缘为舌状花，中心为管状花。瘦果棕红色，具棱 11~13 条；冠毛白色。花果期 4~10 月。

【生境分布】生于山坡、河边、田间、荒野、村庄周围。全市各地均有分布。

【采收加工】春、夏季采收，鲜用或晒干。

【性味功能】味甘、微苦，性凉。清热解毒，利尿消肿。

【用量用法】15~30 克，水煎服；外用鲜品适量，捣烂敷患处。

【民间验方】

毒蛇咬伤：①鲜黄鹌菜适量，捣烂绞汁服，渣敷患处。②鲜黄鹌菜 120~180 克，鲜犁头尖块根 3 克（第 2 次以后则除去犁头尖，单独用黄鹌菜），捣烂绞汁服，每日 1~3 次；另取鲜全草适量，捣烂敷患处周围。③鲜黄鹌菜、鬼针草、半边莲、地耳草、

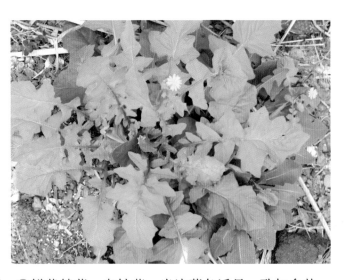

叶下珠各 60 克，捣汁服。④鲜黄鹌菜、鬼针草、半边莲各适量，酌加食盐，捣烂敷患处周围，每日换药 1~3 次。

梵天花

来　源：为锦葵科植物梵天花 *Urena procumbens* L. 的根及全草。

【别　　名】狗脚迹（通称），犬脚迹（三元），狗咬草（泰宁）。

【形态特征】小灌木，高 50~120 厘米。枝平铺，枝条密被星状短绒毛。叶互生；叶柄被绒毛；托叶钻形，早落；下部的叶圆卵形，上部的叶菱状卵形或卵形，多数 3 或 5 深裂或裂到中部，有时分枝的叶不分裂，边缘有钝锯齿，两面密被星状短硬毛，背面淡灰绿色。花单生或数朵丛生于叶腋；花瓣 5，淡红色，倒卵形。蒴果扁球形，密生钩状刺毛。花期 5~9 月，果期 7~11 月。

【生境分布】生于山坡、旷野、路旁。全市各地均有分布。

【采收加工】根全年可采，全草夏、秋季采，鲜用或晒干。

【性味功能】味甘、苦，性平。根行气活血，祛风除湿；全草祛风除湿，清热解毒。

【用量用法】9~15 克，水煎服；外用适量，捣烂敷或煎水洗患处。

【温馨提示】孕妇慎服。

【民间验方】

毒蛇咬伤：①鲜梵天花叶 90 克，浸米泔水，捣烂绞汁服，渣敷伤处。②梵天花根二重皮 30 克，五灵脂 9 克，雄黄末 3 克，酒水煎服。③梵天花根 15~30 克，水煎服；另取鲜根二重皮或叶适量，捣烂敷伤口周围。

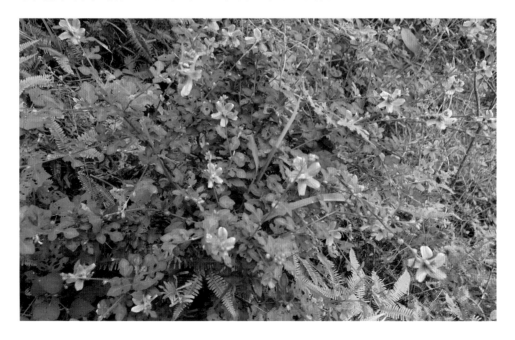

梅叶冬青

来　源：为冬青科植物秤星树 *Ilex asprella* (Hook.et Arn.) Champ.ex Benth. 的叶。

【别　　名】岗梅（通称），秤秆柴、青碗茶（尤溪），青皮子樵（清流、宁化），秤根树（大田），流茗茶（将乐），星点柴（建宁）。

【形态特征】落叶灌木，高 1~3 米。根细长，黄白色。幼枝表面散生多数明显的白色皮孔。叶互生，膜质，卵形或卵状椭圆形，先端渐尖成尾状，基部宽楔形，边缘具钝锯齿，叶面脉上常有微毛。花单性，雌雄异株；雄花单生或 2~3 朵簇生于叶腋；雌花单生于叶腋；花白色或黄绿色。果球形，熟时黑色。花期 4~6 月，果期 10~11 月。

【生境分布】生于山坡、灌丛、路旁、林缘。全市各地均有分布。

【采收加工】全年可采，鲜用或晒干。

【性味功能】味微苦、甘，性凉。清热解毒，生津止渴，消肿止痛。

【用量用法】15~30 克，水煎服；外用鲜叶适量，捣烂敷患处。

【民间验方】

1.**竹叶青蛇咬伤**：鲜梅叶冬青叶适量，食盐少许，捣烂敷患处，有明显的止痛效果。

2.**蛇伤拦药**：鲜梅叶冬青叶适量，嚼烂或捣烂敷伤口上方。

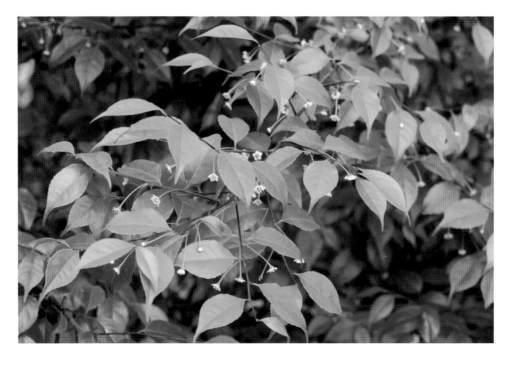

■ 野　菊

来　源：为菊科野菊 *Chrysanthemum indicum* Thunb. 的花。

【别　　名】野菊花（通称），狗屎艾（三元），猪母艾（清流），黄菊花（宁化）。

【形态特征】多年生草本，高 25~100 厘米。茎直立或铺散，分枝或仅在茎顶有伞房状花序分枝。基生叶和下部叶花期脱落；中部茎叶卵形、长卵形或椭圆状卵形，羽状半裂、浅裂或分裂不明显而边缘有浅锯齿，基部截形或稍心形或宽楔形。头状花序多数，在茎枝顶端排成疏松的伞房圆锥花序或少数在茎顶排成伞房花序；舌状花黄色。瘦果。花期 6~11 月。

【生境分布】生于山坡、灌丛、林缘、河边、田边及路旁。全市各地均有分布。

【采收加工】秋、冬季采收，鲜用或晒干。

【性味功能】味苦、辛，性凉。疏风，清热，平肝，解毒。

【用量用法】10~15 克，水煎服；外用适量，捣烂敷或煎水洗患处。

【民间验方】

毒蛇咬伤：野菊花 9~15 克，水煎服，日数剂；另取鲜草捣烂外敷。

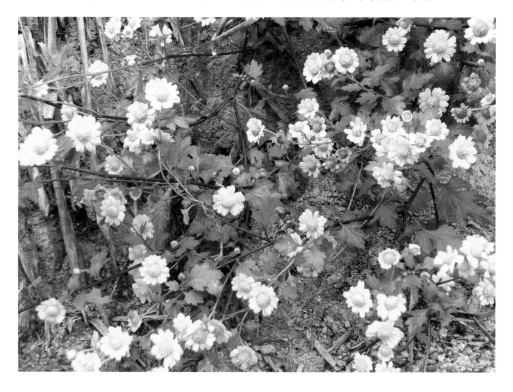

蛇 莓

来　源：为蔷薇科植物蛇莓 *Duchesnea indica* (Andr.) Focke 的全草。

【别　　名】蛇苞、彭抛子（三元），蛇抛、蛇泡藤（永安），蛇漂子草（清流），蛇漂李、蛇漂子、三爪龙、地杨梅（宁化），蛇花草、蛇含（建宁），蛇不行（泰宁），蛇藤抛抛（将乐），蛇红抱（大田），蛇波、蛇波藤、黄婆刺（尤溪），蛇皮草、蛇波菜（沙县）。

【形态特征】多年生草本。根茎短，粗壮。匍匐茎多数，有柔毛，在节处生不定根。三出复叶互生；小叶片倒卵形至菱状长圆形，先端圆钝，基部宽楔形，边缘有钝锯齿，两面皆有柔毛，或上面无毛；叶柄有柔毛；托叶窄卵形至宽披针形。花单生于叶腋；花黄色。聚合果球形，肉质，红色。花期 6~8 月，果期 8~10 月。

【生境分布】生于山坡、河岸、沟沿、田边、草地或潮湿的地方。全市各地均有分布。

【采收加工】夏、秋季采收，鲜用或晒干。

【性味功能】味甘、淡，性凉。清热解毒，凉血止血，散瘀消肿。

【用量用法】15~30 克，水煎服；外用鲜品适量，捣烂敷患处。

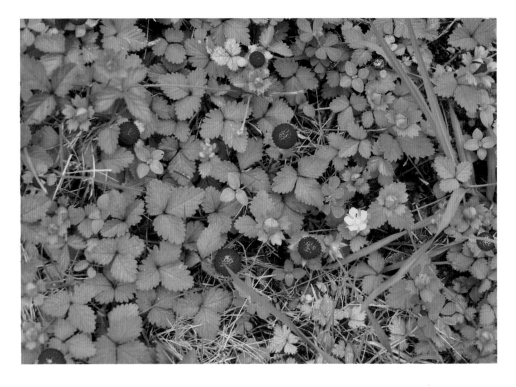

【温馨提示】孕妇慎服。

【民间验方】

1. 毒蛇咬伤: ①鲜蛇莓 60~90 克,水煎或绞汁服;另用鲜叶捣烂外敷。②鲜蛇莓适量,烧酒少许,捣烂敷患处;另取鲜蛇莓 120 克,捣烂绞汁,烧酒少许兑服。③鲜蛇莓、紫花地丁各适量,捣汁外涂,每日数次。④鲜蛇莓、半边莲各适量,捣烂敷患处周围。⑤鲜蛇莓、半边莲、瓜子金各适量,捣烂敷患处周围。⑥鲜蛇莓、半边莲、旱莲草、马兰、蒲公英、雄黄末各适量,捣烂敷患处周围。⑦鲜蛇莓 60 克,鲜天仙藤 30 克,捣烂敷患处周围。

2. 蛇伤后喉头水肿: 鲜蛇莓 100~200 克,捣汁,频频内服。

蛇　含

来　源：为蔷薇科植物蛇含委陵菜 *Potentilla kleiniana* Wight et Arn. 的全草。

【别　　名】五爪金龙（明溪），五爪龙（宁化、明溪、尤溪、沙县），五叶仔、五叶草（大田），蛇菠草（尤溪），蛇泡（建宁）。

【形态特征】多年生宿根草本，全株有毛。茎纤细，多分枝，匍匐，常于节处生根并发育出新植株。掌状复叶互生；基生叶为近于鸟足状 5 小叶，小叶近无柄，稀有短柄，倒卵形或椭圆形，先端圆钝，基部楔形，边缘有多数急尖或圆钝锯齿；下部茎生叶有 5 小叶，上部茎生叶有 3 小叶，与基生叶相似。花两性；伞房状聚伞花序顶生或腋生；花黄色。瘦果宽卵形。花果期 2~6 月。

【生境分布】生于山坡、路旁、灌丛、山地林阴处或水边。全市各地均有分布。

【采收加工】春、夏、秋季采收，鲜用或晒干。

【性味功能】味苦，性微寒。清热凉血，止咳化痰，消肿解毒。

【用量用法】15~30 克，水煎服；外用鲜叶适量，捣烂敷患处，或以根磨淘米水涂擦患处。

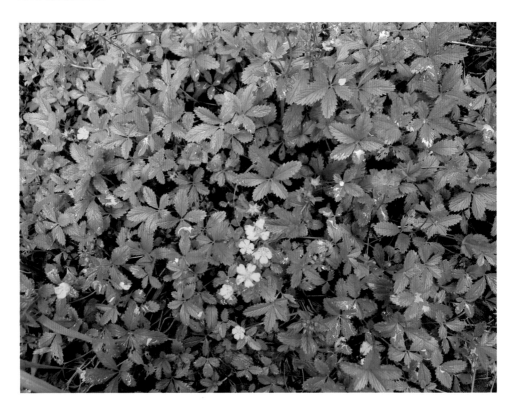

【民间验方】

1. **毒蛇咬伤**：①鲜蛇含、杠板归各适量，捣烂敷伤口周围；另取鲜蛇含、杠板归各 30 克，野菊花 15 克，水煎服。②鲜蛇含适量，捣烂敷伤口周围；另用鲜蛇含、鸭跖草各 30 克，野菊花 15 克，水煎服。③鲜蛇含、仙茅根各 95 克，鲜马兜铃根 30 克，一半水煎服，一半捣烂敷伤口周围。④鲜蛇含、鱼腥草、田皂角叶各适量，捣烂敷伤口周围。

2. **竹叶青蛇咬伤**：蛇含叶 60 克，水煎服；另取鲜全草适量，捣烂敷伤口周围。

犁头尖

来　源：为天南星科植物犁头尖 *Typhonium blumei* Nicolson et Sivadasan [*Typhonium divaricatum* (Linn.) Decne.] 的块茎及全草。

【别　名】土半夏、独角莲（通称），观音芋（三元），犁头草（将乐），野芋蛋、野芋荷（宁化）。

【形态特征】多年生草本。块茎近球形、椭圆形，褐色，具环节，节间有黄色根迹。幼株叶 1~2，叶片深心形、卵状心形至戟形，多年生植株叶 4~8 枚，叶柄基部鞘状，淡绿色，上部圆柱形，绿色；叶片戟状三角形，前裂片卵形；后裂片长卵形，外展，基部弯缺呈"开"形。佛焰苞管部绿色，卵形；檐部绿紫色，卷成长角状。肉穗花序无柄；附属器深紫色，具强烈的粪臭。浆果倒卵形。花期 5~7 月。

【生境分布】生于田边、路旁、村旁、草坡地等较潮湿处。全市各地均有分布。

【采收加工】夏、秋季采收，鲜用或晒干。

【性味功能】味苦、辛，性温；有毒。消肿解毒，散瘀止痛。

【用量用法】外用适量，捣烂敷或磨涂患处。

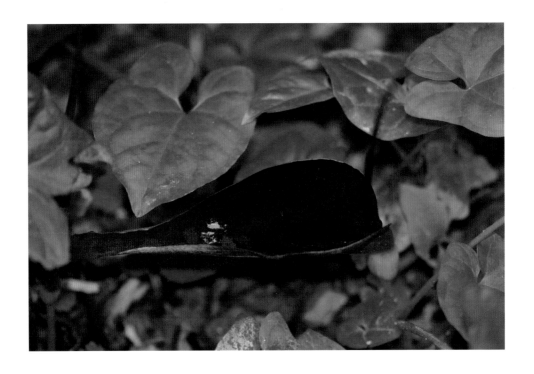

【温馨提示】本品有毒，多外用，一般不作内服。孕妇忌服。

【民间验方】

1.**毒蛇咬伤**：①鲜犁头尖块茎 0.6~0.9 克，刮去外皮，用桂圆肉包后吞服（必须包好，否则会刺激口腔黏膜）或磨酒服（服时不与其他草药混服）。②犁头尖、七叶一枝花、天南星各适量浸酒精 1 星期后，用时外涂患处周围。③鲜犁头尖、徐长卿各适量，捣烂敷患处。④鲜犁头尖块茎适量，米泔水少许，磨取浓汁涂敷患处周围。⑤鲜犁头尖块茎 8 粒，鲜匍伏堇、鬼针草各 60 克，鲜乌桕叶 30 克，捣烂敷患处周围。

2.**眼镜蛇咬伤**：鲜犁头尖 60 克，鲜南岭尧花、旱莲草、匍伏堇各 30 克，捣烂敷伤口，日 2 次。

附　注

《南方主要有毒植物》："全株有毒，以根头毒性最大。中毒症状：舌、喉麻辣，头晕、呕吐等。"

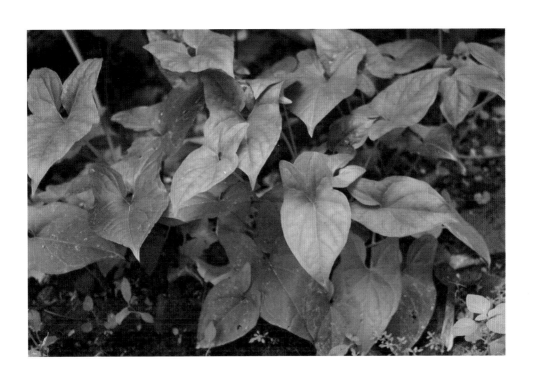

假地豆

来　源：为豆科植物假地豆 *Desmodium heterocarpon* (Linn.) DC. 的全草。

【别　　名】野花生（通称），山花生（大田、尤溪）。

【形态特征】半灌木或小灌木，高 1~3 米。嫩枝有疏长柔毛。三出复叶，顶生小叶较大，椭圆形至宽倒卵形，上面无毛，下面有白色长柔毛，侧生小叶较小。圆锥花序腋生，花序轴有开展的淡黄色长柔毛；花冠紫色。荚果有 4~9 荚节，具小钩状毛。花期 8~9 月，果期 9~11 月。

【生境分布】生于山坡、路旁、草地、田边。全市各地均有分布。

【采收加工】全年可采，鲜用或晒干。

【性味功能】味甘、微苦，性凉。清热解毒，利尿通淋，止咳化痰。

【用量用法】15~60 克，水煎服；外用鲜品适量，捣烂敷患处。

【民间验方】

1. **毒蛇咬伤：**①鲜假地豆适量，捣烂，敷伤口周围约 3 厘米。②鲜假地豆 90 克，捣烂，水炖服；另取鲜全草适量，食盐少许，捣烂敷伤口周围。

2. **青竹蛇、眼镜蛇咬伤：**①假地豆、白花蛇舌草各 9 克，徐长卿、吴茱萸各 6 克，水煎冲酒服。②假地豆、截叶铁扫帚各等量，研末，每服 4.5~6 克，每日 2~3 次，开水送服。

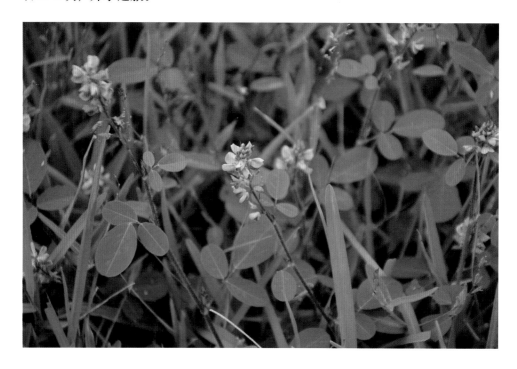

望江南

来　源: 为豆科植物望江南 *Senna occidentalis* (L.) Link［*Cassia occidentalis* L.］的茎叶。

【别　　名】羊角豆（尤溪、宁化），野扁豆（宁化），贝屎绸（将乐）。

【形态特征】灌木或半灌木，高 1~2 米。叶互生，双数羽状复叶；小叶 3~5 对，卵状披针形或卵形，先端渐尖，基部斜楔形，全缘，有缘毛；叶柄上面近基部有一暗褐色腺体。伞房状总状花序顶生或腋生；花黄色，蝶形。荚果扁平，条形，沿缝线边缘增厚，中间棕色，边缘淡黄棕色。种子多数，淡褐色。花期 4~8 月，果期 6~11 月。

【生境分布】生于沙质土的向阳山坡、河边、路旁、旷野、房前屋后。全市各地均有分布。

【采收加工】夏、秋季采收，鲜用或晒干。

【性味功能】味苦，性寒；有小毒。解毒消肿。

【用量用法】15~30 克，水煎服；外用鲜叶适量，捣烂敷患处。

【温馨提示】体虚患者慎服。

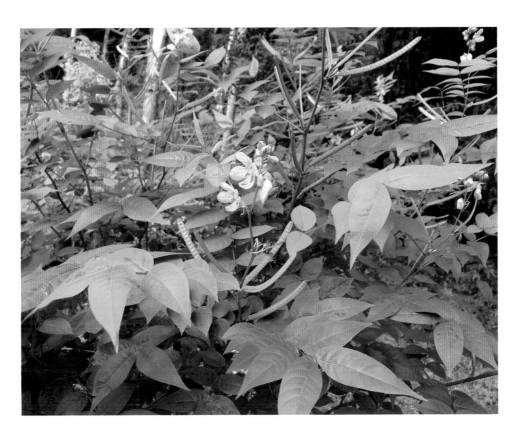

【民间验方】

毒蛇咬伤: ①鲜望江南叶适量,捣烂敷患处。②鲜望江南叶 1 握,捣汁服,渣敷患处。③鲜望江南根 30 克,水煎服;另取鲜望江南叶适量,捣烂敷伤口周围。④望江南叶 30~60 克,水煎服;另取鲜叶适量,捣烂敷或煎水熏洗患处。

【参考资料】《蛇伤治疗》:"山居多蛇,经常入屋为患,可在屋前屋后栽种望江南,蛇闻之则远避。"

■ 绥　草

来　源：为兰科植物绥草 *Spiranthes sinensis* (Pers.) Ames 的根和全草。

【别　　名】盘龙参、青龙抱柱（通称）。

【形态特征】多年生草本，高 13~30 厘米。根数条，指状，肉质，簇生于茎基部。茎较短，近基部生 2~5 枚叶。叶片宽线形或宽线状披针形，直立伸展，先端急尖或渐尖，基部收狭具柄状抱茎的鞘。花序顶生，具多数密生的小花，呈螺旋状扭转；花小，紫红色、粉红色或白色，在花序轴上呈螺旋状排列；唇瓣宽长圆形，凹陷。花期 3~5 月。

【生境分布】生于山坡、路边或草地湿处。全市各地有零星分布。

【采收加工】夏、秋季采收，鲜用或晒干。

【性味功能】味甘，性平。益气养阴，清热利湿，解毒消肿。

【用量用法】9~15 克，水煎服；外用鲜品适量，捣烂敷患处。

【民间验方】

毒蛇咬伤：①鲜绥草 30~60 克，加酒捣烂绞汁服；另取鲜品捣烂敷患处。②绥草 60 克，研为细末，每次 6~9 克，用酒冲服；伤口先行扩创，用冷水冲洗，再用药末调酒外敷，然后用地耳草、白花蛇舌草各 30~60 克，水炖服。③鲜绥草

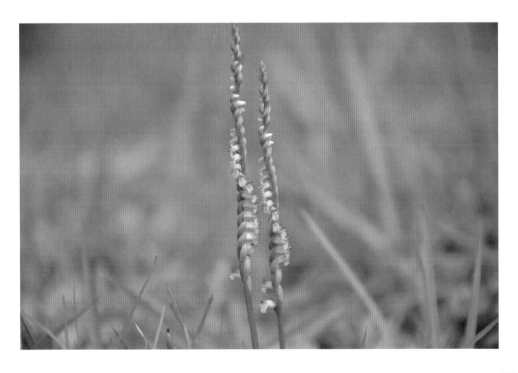

根适量，酒糟少许，捣烂敷伤口周围。④绥草全草 18 克，酒、水各半煎服，渣捣烂敷伤口周围。⑤绥草、仙茅各 15 克，水煎服；渣捣烂敷伤口周围。⑥鲜绥草 120 克，食盐 3 克，捣汁服，渣捣烂敷伤口周围。⑦鲜绥草根 9~15 克，水煎服；另取鲜绥草茎叶适量，捣烂敷伤口周围。

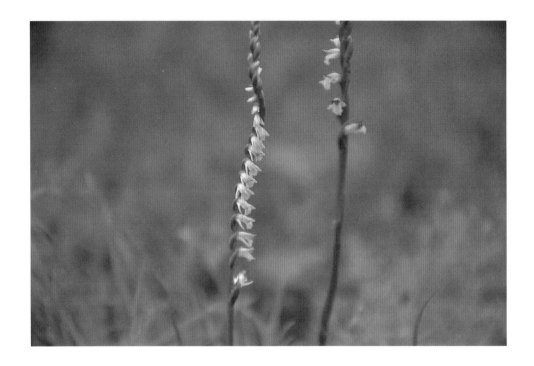

■ 葎 草

来　源：为桑科植物葎草 *Humulus scandens* (Lour.) Merr. 的全草。

【别　　名】五爪金龙（三元、尤溪、大田），野麻荇（尤溪），五爪龙（清流、宁化），锯子草（清流），割人藤（宁化），拉拉藤（宁化、建宁），涩草、锯齿藤（建宁），拦霸藤（将乐），有刺五爪龙（沙县）。

【形态特征】一年生或多年生缠绕草本，茎、枝、叶柄均具倒钩刺。单叶对生；叶片肾状五角形，掌状 5~7 深裂，稀为 3 裂，基部心形，表面粗糙，疏生糙伏毛，背面有柔毛和黄色腺体，裂片卵状三角形，边缘具锯齿。花单性，雌雄异株；雄花小，黄绿色，圆锥花序；雌花序球果状。瘦果淡黄色，成熟时露出苞片外。花期 6~8 月，果期 8~11 月。

【生境分布】生于村旁、溪沟边、荒地、废墟、林缘边。全市各地均有分布。

【采收加工】夏、秋季采收，鲜用或晒干。

【性味功能】味甘、苦，性寒。清热解毒，利尿通淋。

【用量用法】15~30 克，水煎服；外用适量，捣烂敷或煎水洗患处。

【民间验方】

1. 青竹蛇咬伤：①鲜葎草叶适量，酌加雄黄，捣烂敷患处；另取鲜葎草 60 克，水煎服。②鲜葎草叶适量，酌加甜酒糟，捣烂敷伤口周围，每日换药 1 次。③鲜葎草适量，捣烂，调米泔水取汁外洗，渣敷伤口周围。

2. 蝮蛇咬伤：葎草 30 克，七叶一枝花、麦冬各 9 克，半边莲 15 克，蜈蚣 3 条，全蝎 3 只，水煎服。

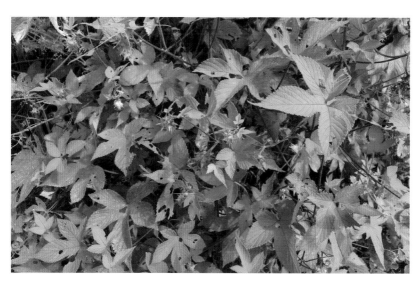

韩信草

来　　源：为唇形科植物韩信草 *Scutellaria indica* L. 的全草。

【别　　名】耳挖草、向天盏（通称），虎咬癀（宁化），半枝莲、耳挖子（尤溪），大号半枝莲（沙县）。

【形态特征】多年生草本，高 12~30 厘米，全体被毛。茎方形，基部匍匐。叶对生，心状卵形或卵状椭圆形，先端钝或圆，基部截形或近心形，边缘具圆锯齿。总状花序顶生，花偏一侧；花萼背面有一盾状附属物，果时增大，形似耳挖勺，故称"耳挖草"；花冠二唇形，蓝紫色。小坚果卵形。有小瘤状突起。花期 4~6 月，果期 5~8 月。

【生境分布】生于山坡、路旁、沟边及草地上。全市各地均有分布。

【采收加工】夏、秋季采收，鲜用或晒干。

【性味功能】味微苦、辛，性凉。清热解毒，凉血消肿。

【用量用法】15~30 克，水煎服；外用鲜品适量，捣烂敷患处。

【温馨提示】孕妇慎用。

【民间验方】

1. **毒蛇咬伤**：①鲜韩信草、杠板归、鬼针草各 30~60 克，水煎服，渣捣烂敷患处。②鲜韩信草 30~60 克，捣汁服，渣敷伤处周围。③鲜韩信草 60 克，一枝黄花 30 克，水煎服，渣敷伤处周围。

2. **蝮蛇、蕲蛇咬伤**：鲜韩信草捣烂取汁 60 毫升，加热黄酒 120 毫升冲服，盖被发汗，药渣捣烂敷伤处周围。

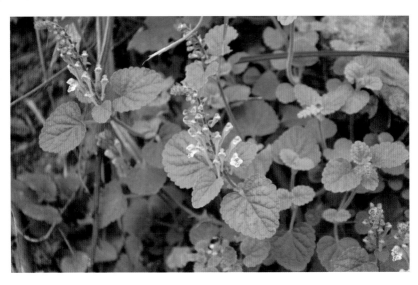

酢浆草

来　源：为酢浆草科植物酢浆草 *Oxalis corniculata* Linn. 的全草。

【别　　名】黄花酢浆草、咸酸草（通称），沙斋波、叉酸盐（三元），菇菇酸（三元、清流、宁化），酸味草、三叶酸（宁化），刺瓜草、酸霜草（大田），酸斋（永安），盐酸草（永安、大田），干地葡骨酸（明溪），葡鸪酸（将乐、明溪），酸醋草、菜瓜仔（尤溪），酸婆菜（沙县）。

【形态特征】多年生草本，高 10~35 厘米，全株被柔毛。茎细弱，直立或匍匐，匍匐茎节上生根。叶基生或茎上互生；小叶 3，无柄，倒心形，先端凹入，基部宽楔形，全缘，两面被柔毛或表面无毛，沿脉被毛较密，边缘具贴伏缘毛。花单生或数朵集为伞形花序状，腋生，总花梗淡红色，与叶近等长；花黄色。蒴果长圆柱形，5 棱。种子长卵形，褐色或红棕色。花果期 2~9 月。

【生境分布】生于山坡草地、路边、田边、菜园、村庄周围、荒地或林下阴湿处。全市各地均有分布。

【采收加工】全年可采，鲜用或晒干。

【性味功能】味咸、酸，性凉。清热利湿，凉血散瘀，解毒消肿。

【用量用法】15~30 克，水煎服；外用鲜品适量，捣烂敷患处。

【温馨提示】孕妇慎服。

【民间验方】

毒蛇咬伤：鲜酢浆草、积雪草、车前草各 30 克，捣烂敷患处。

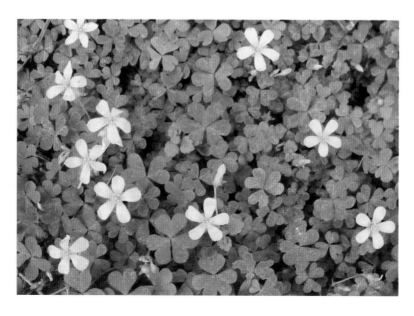

紫花地丁

来　源 为堇菜科植物紫花地丁 *Viola philipica* Cav. 的全草。

【别　　名】犁头草、地丁草（通称），凉亭菜、犬咬粽、天芥菜（三元），剪刀甲（宁化），羊陈菜（永安），杨合菜、羊铁菜（明溪），犁嘴草（清流、宁化、泰宁、建宁），羊蹄菜（尤溪），剪刀叉、猫耳草（泰宁），犁机草、犁头尖（建宁），铧头草、野堇菜（沙县）。

【形态特征】多年生草本，高 4~14 厘米，全株疏被白色短毛或近无毛。根茎短，节密生，有数条细根。叶基生，莲座状；叶形变异很大，舌形、长圆形、长圆状卵形或三角状披针形，基部近截形或浅心形，稍下延于叶柄成翅。花单朵，细弱，与叶片等长或高出叶片，紫堇色或淡紫色，花瓣倒卵状椭圆形，有爪，距管状。蒴果椭圆形。花果期 4~9 月。

【生境分布】生于田间、荒地、路旁、水沟边、山坡草丛、林缘或灌丛中。全市各地均有分布。

【采收加工】夏、秋季采收，鲜用或晒干。

【性味功能】味苦、辛，性寒。清热解毒，凉血消肿。

【用量用法】15~30 克，水煎服；外用鲜品适量，捣烂敷患处。

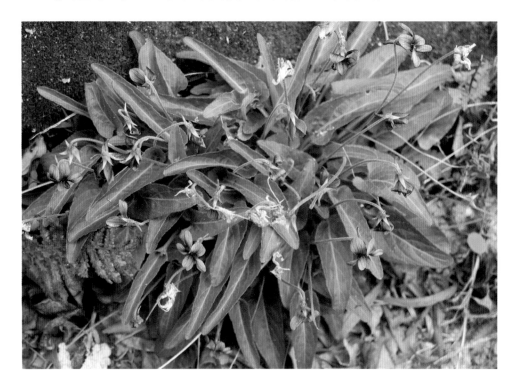

【温馨提示】

1.《本草图解》："痈疽已溃及阴证平塌忌之。"

2.《本经逢原》："漫肿无头，不赤不肿者禁用，以其性寒，不利阴疽也。"

【民间验方】

1.**毒蛇咬伤**：①鲜紫花地丁适量，酌加雄黄，捣烂敷患处；另取鲜草 500 克，捣烂绞汁服。②鲜紫花地丁、半边莲、瓜子金各适量，捣烂敷患处。③紫花地丁 30 克，辽细辛 6 克，酌加冷开水，捣烂敷伤口周围。④鲜紫花地丁、半边莲、连钱草各适量，捣烂敷患处。⑤鲜紫花地丁 250 克，捣汁，冲开水服；另取鲜全草适量，酌加酒酿糟或烧酒，捣烂敷伤口周围。

2.**五步蛇、竹叶青咬伤**：鲜紫花地丁、山梗菜叶、白花蛇舌草、半边莲、慈姑叶各适量，捣烂敷患处周围；另取青木香磨醋涂于患处上方。

短萼黄连

来　源：为毛茛科植物短萼黄连 *Coptis chinensi* var. *brevisepala* W. T. Wang et Hsiao 的根茎及全草。

【别　　名】黄连、土黄连（通称），鸡爪黄连（清流），鸡脚莲、野黄连（建宁），鸡子黄连（泰宁），凤凰草（将乐）。

【形态特征】多年生草本。根状茎结节状，表面黄褐色，断面黄色，有多数须根。叶基生，叶片卵状三角形，3 全裂，中央全裂片卵状菱形，有 3~6 对羽状深裂，侧生全裂片不等，2 深裂或全裂，各裂片又作羽状深裂，边缘有细锐齿。花葶 1~2 枝，有花 3~8 朵；花小，黄绿色。蓇葖果约与果柄等长。花期 1~2 月，果期 2~3 月。

【生境分布】生于海拔 800~1500 米的山地林下阴湿处或溪谷阔叶林下。全市各地均有分布。

【采收加工】全年可采，鲜用或晒干。

【性味功能】味苦，性寒。清热燥湿，泻火解毒。

【用量用法】3~6 克，水煎服；外用适量，捣烂敷或煎水洗患处。

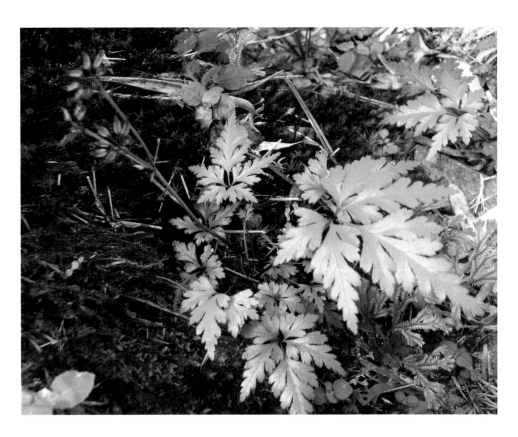

【民间验方】

1.**毒蛇咬伤**：鲜短萼黄连的根及根茎、青木香、三叶崖爬藤的根、七叶一枝花各适量，捣汁涂或捣烂敷伤口周围及上方。

2.**金环蛇咬伤**：鲜短萼黄连全草 50 克，水煎服，另取鲜全草适量，浓茶水少许，搐烂敷患处。

附　　注

短萼黄连已列入国家二级重点保护野生植物，野生资源已越来越少，要注意加强保护。

鹅掌金星草

来　源：为水龙骨科植物金鸡脚假瘤蕨 *Selliguea hastata* (Thunb.) H. Ohashi & K. Ohashi [*Phymatopteris hastata* (Thunb.) Pic. Serm.，*Phymatopsis hastate* (Thunb.) Kitagawa] 的全草。

【别　　名】金鸡脚（通称），鸭姆脚（宁化），鸡脚草、鸡脚茶（建宁），七星草（泰宁）。

【形态特征】多年生草本，高 10~35 厘米。根状茎细长，密被红棕色鳞片。叶远生；叶柄长达 20 厘米，禾秆色，基部有关节；叶片通常 3 裂，偶有 5 裂或 2 裂，基部圆楔形或圆形；裂片披针形，中间 1 片最长，先端渐尖，全缘或略呈波状；叶背略呈灰白色；叶脉和侧脉两面均明显且稍隆起。孢子囊群圆形，位于中脉与叶边之间。通常 8~10 月生孢子。

【生境分布】生于林下湿地、林缘、路旁阴湿地或阴湿石壁上。全市各地均有分布。

【采收加工】夏、秋季采收，鲜用或晒干。

【性味功能】味苦、微辛，性凉。清热解毒，利水通淋，消肿止痛。

【用量用法】15~30 克，水煎服；外用适量，研末撒或捣烂敷患处。

【民间验方】

1. 毒蛇咬伤：①鲜鹅掌金星草、乌桕叶、紫花地丁各适量，捣烂敷伤口周围，

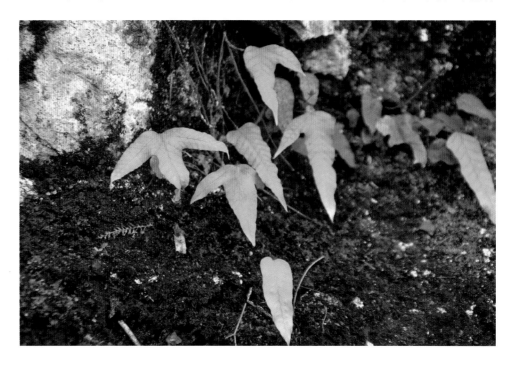

药干再换。②鹅掌金星草90克，细辛、生半夏、雄黄各24克，同烧酒500克浸出汁，外搽伤处，不拘次数。③鹅掌金星草15~30克，甜米酒煎服，渣捣烂敷患处。④鹅掌金星草、苎麻根各15克，水煎服，渣捣烂敷伤口周围。⑤鹅掌金星草适量，浸酒搽患处周围。

2. **蕲蛇咬伤：** ①鹅掌金星草30克，黄连15克，水煎服。②鲜鹅掌金星草、龙胆草各45克，捣汁服；另取鲜鹅掌金星草、龙胆草各适量，煎汤外洗，渣捣烂敷伤口周围。

粪箕笃

来　源：为防己科植物粪箕笃 *Stephania longa* Lour. 的根、根茎或全草。

【别　　名】寄丝藤（永安）。

【形态特征】多年生草质藤本，长 1~4 米，除花序外全株无毛。枝纤细，有条纹。叶互生；叶柄盾状着生，基部常扭曲；叶片三角状卵形，顶端钝，有小凸尖，基部近截平或微圆，全缘，上面深绿色，下面淡绿色，有时粉绿色；掌状脉 10~11 条，向下的常纤细。雌雄异株；复伞形聚伞花序腋生；花小，黄绿色。核果红色。花期春末夏初，果期秋季。

【生境分布】生于山野灌丛中、旷野石缝中或村庄周围。全市各地均有分布。

【采收加工】全年可采，鲜用或晒干。

【性味功能】味苦，性寒。清热解毒，利水消肿，祛风活络。

【用量用法】6~15 克，水煎服；外用鲜品适量，捣烂敷患处。

【温馨提示】孕妇忌服。

【民间验方】

毒蛇咬伤： 鲜粪箕笃适量，捣烂取汁，加酒少许冲服，渣敷伤口周围。

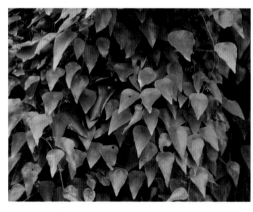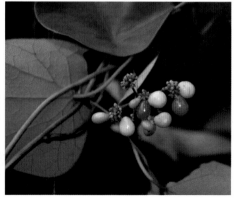

■ 隔山香

来　源：为伞形科植物隔山香 *Ostericum citriodorum* (Hance) Yuan et Shan ［*Angelica citriodora* Hance］ 的根。

【别　　名】土当归、三角虎（宁化），蛇见愁（宁化、尤溪），香白芷（宁化、大田），野当归、山洋参（大田）。

【形态特征】多年生草本，高 40~130 厘米。主根近纺锤形，棕黄色，顶端有纤维叶鞘残留物。茎单生，上部分枝。基生叶及茎生叶均为二至三回羽状分裂；叶柄基部膨大为短三角形的鞘，稍抱茎；叶片轮廓长圆状卵形至阔三角形，末回裂片长圆状披针形至长披针形，急尖，具小凸尖头，边缘及中脉软骨质，有细锯齿。复伞形花序顶生或侧生；小伞形花序有花十余朵；花白色。双悬果椭圆形至宽卵形，金黄色。花期 6~8 月，果期 8~10 月。

【生境分布】生于山坡、林缘、路旁、灌丛及草丛中。分布于将乐、泰宁、建宁、宁化、清流、明溪、永安、大田、尤溪。

【采收加工】全年可采，以秋后采挖为佳，鲜用或晒干。

【性味功能】味辛、微苦，性平。清热解毒，消肿止痛，止咳化痰。

【用量用法】6~15 克，水煎服；外用适量，捣烂敷或煎水洗患处。

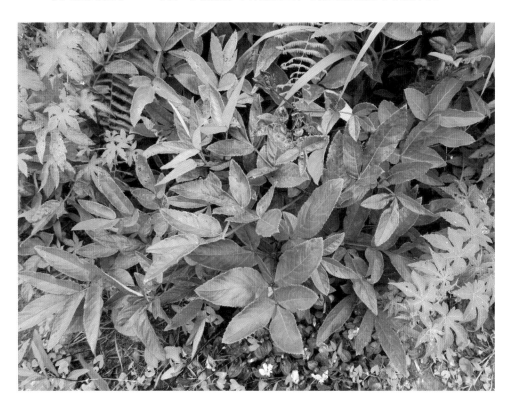

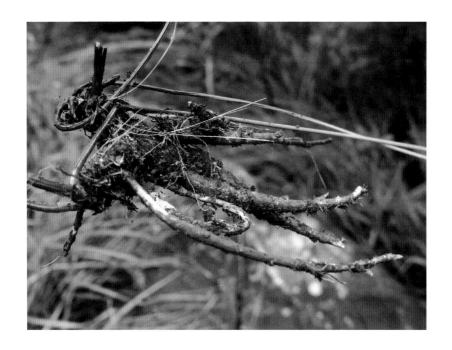

【民间验方】

1. 毒蛇咬伤：①隔山香根、龙胆草根各 15 克，水煎，酌加烧酒冲服。②鲜隔山香根、龙胆草根各 30 克，水煎服，渣敷患处周围。③鲜隔山香根适量，洗净，咀嚼，将汁咽下，渣敷患处周围。④鲜隔山香根 15 克，水煎服，另取鲜隔山香根适量，捣烂敷患处。

2. 蝮蛇咬伤：隔山香根、朱砂根、娃儿藤各 15 克，水煎服；另取生草乌、七叶一枝花、雄黄等量，研粉，以醋调，搽伤处。

3. 五步蛇咬伤：隔山香根 30 克，浸白酒 500 毫升，内服每次 100 毫升，不饮酒者用开水（1∶1）冲淡内服，每日 3 次。

■ 蓝花参

来　源: 为桔梗科植物蓝花参 *Wahlenbergia marginata* (Thunb.) A. DC. 的全草。

【别　　名】兰花参（通称），金线吊葫芦（永安），节节花、草本金线吊葫芦（建宁）。

【形态特征】多年生草本，高 10~40 厘米，有白色乳汁。根细长，外面白色，细胡萝卜状。茎自基部多分枝，直立或上升。叶互生，倒披针形或椭圆形，上部的条状披针形或椭圆形，边缘波状或具疏锯齿，或全缘，无毛或疏生长硬毛。花梗极长，细而伸直；花冠钟状，蓝色。蒴果倒圆锥状或倒卵状圆锥形。种子矩圆状，光滑，黄棕色。花果期 3~9 月。

【生境分布】生于田埂、路边、荒地、沟边。全市各地均有分布。

【采收加工】夏、秋季采收，鲜用或晒干。

【性味功能】味甘、微苦，性平。益气健脾，宣肺化痰，祛风解毒。

【用量用法】15~30 克，水煎服；外用鲜品适量，捣烂敷患处。

【民间验方】

1.**毒蛇咬伤：**①鲜兰花参根或鲜全草 30~60 克，水煎服，渣敷伤口；或另取鲜全草适量，捣烂外敷。②鲜兰花参 60 克，捣汁服，渣敷伤口周围。

2.**青竹蛇咬伤：**鲜兰花参 60 克，捣汁服，渣敷患处。

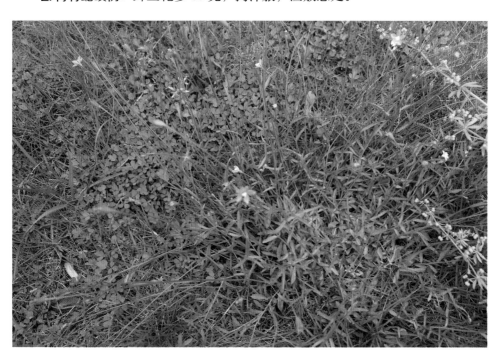

楤 木

来　源: 为五加科植物楤木 *Aralia chinensis* L. 的根及根皮。

【别　　名】老虎追草（三元、明溪），老虎刺（明溪、清流、泰宁、建宁），将军刺（明溪、清流），鸟不宿（大田、宁化），鸟不踏（宁化、将乐），硬头棘、满头棘、红毛番（宁化），老虎鞭（沙县），土花椒、白棘根、猫刺（永安），老虎追刺刺（将乐）。

【形态特征】灌木或乔木，高 2~5 米。茎直立，树皮灰色，疏生粗壮直刺；小枝通常淡灰棕色，有黄棕色绒毛，疏生细刺。叶为二回或三回羽状复叶；小叶片卵形、阔卵形或长卵形，先端渐尖或短渐尖，基部圆形，上面疏生糙毛，下面有淡黄色或灰色短柔毛，边缘有锯齿。多数小伞形花序组成顶生的大圆锥花序，密被黄褐色绒毛；花冠白色。核果球形，浆果状，成熟时紫黑色。花期 7~9 月，果期 9~12 月。

【生境分布】生于溪沟边、灌丛、杂木林中或林缘路旁。全市各地均有分布。

【采收加工】全年可采，鲜用或晒干。

【性味功能】味辛、苦，性平。祛风除湿，活血通经，行气活络，消肿解毒。

【用量用法】15~30 克，水煎服；外用适量，捣烂敷或煎水洗患处。

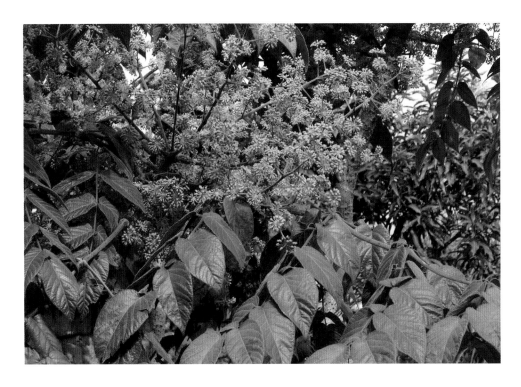

【温馨提示】孕妇忌服。

【民间验方】

1. **毒蛇咬伤**：鲜楤木根皮适量，捣烂敷患处。

2. **蛇伤拦药**：鲜楤木根皮、盐肤木根皮各适量，捣烂敷伤口肿胀上部，使毒气不能上行。

矮冷水花

来　源：为荨麻科植物矮冷水花 *Pilea peploides* (Gaud.) Hook.et Arn. 的全草。

【别　　名】苔水花（通称），地油子（宁化、泰宁），镜子草（建宁）。

【形态特征】一年生矮小草本，高15厘米。茎直立，肉质，单一或分枝。叶对生；叶柄纤细；叶片菱状宽卵形或菱状扁圆形，先端圆、钝或尖，基部阔楔形或圆形，边缘在中部以上有疏浅齿或全缘，叶面密生条状钟乳体，叶背密生褐色腺点。花小，单性，雌雄同株；团伞花序再排成有短总梗的聚伞状。瘦果宽卵形，褐色。花期3~4月，果期4~5月。

【生境分布】生于山谷岩石边、石缝、山坡、山沟、墙边、园边等阴湿处。全市各地均有分布。

【采收加工】全年可采，鲜用或晒干。

【性味功能】味淡，性凉。清热解毒，祛瘀止痛，止咳化痰。

【用量用法】6~9克，水煎服；外用鲜品适量，捣烂敷患处。

【民间验方】

1. **毒蛇咬伤**：矮冷水花5~6株（如伤口起泡加徐长卿2~3株），酒2汤匙，

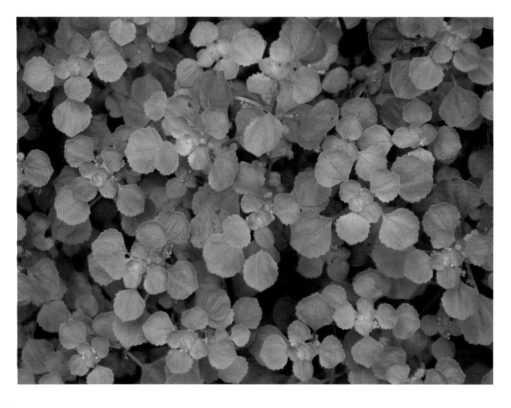

浸数分钟。取药酒服，药渣贴于囟门（剪掉头发，并用三棱针划破表皮，使之出血少许），每日换药 1 次。若伤口疼痛，可取浸出液涂患处周围。

2. 竹叶青蛇咬伤：鲜矮冷水花 200~500 克，醋少许，捣烂敷患处周围。

3. 五步蛇、竹叶青、龟壳花蛇、眼镜蛇、银环蛇咬伤：矮冷水花 4 份，天南星 1 份，共研细末，用酒或水调成膏状，外敷伤口周围和头顶前囟门。

截叶铁扫帚

【来　　源】为豆科植物截叶铁扫帚 *Lespedeza juncea* (L.f.) Pers.var.*sericea* (Thunb.) Maxim. [*L.cuneata* (Dum.Cours.) G.Don] 的全草或根。

【别　　名】千里光（通称），小格蝇翅、狗尾（三元），光明草（水安），人字草、白梗夫人草（宁化），夜合草、苍蝇翅、暗草（清流），生胡叶（明溪），苍蝇叶、还魂草、马鞭草、鸟尾巴草（大田），苍蝇翼（大田、尤溪、宁化、清流），甘尾草（宁化、清流），白花子根（将乐），大号蝇翅（沙县），缺牙齿（泰宁）。

【形态特征】小灌木，高约1米。茎直立，上部多分枝。叶互生，三出复叶；叶片倒披针形，先端截形或微凹，有针状凸尖，基部狭楔形，上面有少数短毛，下面密被白色柔毛。花单生，或2~4朵丛生叶腋，总花梗极短；花冠蝶形，白色，有紫斑。荚果斜卵圆形，表面有白色绢毛或近无毛，仅1节。花期6~9月，果期9~11月。

【生境分布】生于山坡路边及空旷地杂草丛中。全市各地均有分布。

【采收加工】夏、秋季采收，鲜用或晒干。

【性味功能】味苦、涩，性凉。健脾利湿，祛痰止咳，平肝明目，清热解毒。

【用量用法】15~30克，水煎服；外用适量，煎水熏洗或捣烂敷患处。

【民间验方】

毒蛇咬伤：①鲜截叶铁扫帚根适量，磨烧酒涂患处；另取截叶铁扫帚根60克，水煎服。②截叶铁扫帚适量，煎水洗患处；另取截叶铁扫帚30~60克，水煎服。

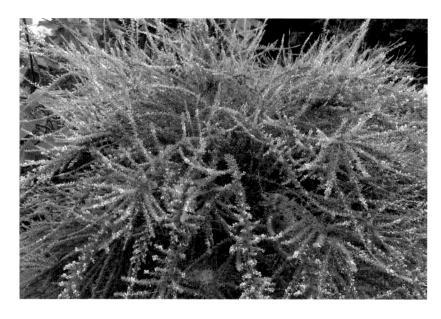

豨　莶

来　源：为菊科植物豨莶 *Sigesbeckia orientalis* L. 的全草。

【别　　名】黄花豨莶、豨莶草（通称），油莶草（宁化），黄花油莶草、肥猪菜（清流），黄花草（大田、永安），野茄子（永安），猴母梯（明溪），胡椒草（三元），狗屎黏黏（建宁），狗屎黏（将乐），金七娘、金耳钩（尤溪）。

【形态特征】一年生草本，高 30~100 厘米，全株被灰白色短柔毛。茎直立，分枝斜生。叶对生，基部叶在花期枯萎；中部叶三角状卵形或卵状披针形，基部阔楔形，并下延成具翅的柄，边缘有不规则的浅裂或粗齿；上部叶较小，卵状长圆形。头状花序于枝端排列成松散的圆锥花序；花黄色。瘦果倒卵形。花期 4~9 月，果期 6~11 月。

【生境分布】生于山坡、灌丛中、路旁及林缘。全市各地均有分布。

【采收加工】夏、秋季采收，鲜用或晒干。

【性味功能】味苦、辛，性微寒；有小毒。祛风湿，通经络，清热解毒，降血压。

【用量用法】9~15 克，水煎服；外用适量，捣烂敷或煎水洗患处。

【温馨提示】《新修本草》："多则令人吐。"

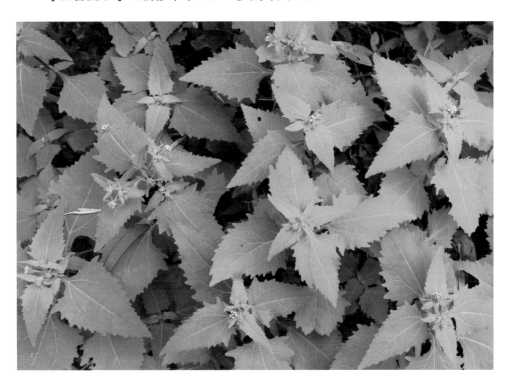

【民间验方】

1. 毒蛇咬伤：①鲜豨莶适量，擂米泔水敷患处（留伤口），每日换药 2~3 次。②豨莶、肖梵天花根各 60 克，水煎，煎液一半口服，一半清洗伤口。③鲜豨莶叶适量，食盐少许，捣烂敷囟门穴，伤口取鲜豨莶适量煎水洗；另取豨莶 30 克，徐长卿 15 克，水煎服。④鲜豨莶、黄花稔各 30 克，水煎服，渣捣烂敷伤口周围。⑤鲜豨莶 60~90 克，水煎服；另取鲜豨莶叶 60 克，鲜桃叶 30 克，水煎，待冷冲洗伤口。⑥豨莶、半边莲各 30 克，水煎服。

2. 神经性毒蛇咬伤：鲜豨莶 30 克，雄黄、食盐少许，捣烂，加高粱酒少许涂额上。

蜘蛛抱蛋

来　源：为百合科植物蜘蛛抱蛋 *Aspidistra elatior* Bl. 的根茎。

【别　　名】土里蜈蚣（尤溪），地蜈蚣（建宁）。

【形态特征】多年生常绿草本，高达 90 厘米。根状茎横生，粗硬，具节和鳞片，生有多数须根。叶基生，单一，质硬；叶柄粗壮，坚硬，上面具槽，基部有叶鞘 3~4 枚；叶片披针形或椭圆状披针形，先端渐尖，基部狭窄成沟状，全缘，具多条平行脉。花单个从根茎生出，贴近地面，花葶短；花被钟形，内面褐紫色，外面有紫褐色斑点。浆果卵圆形。花期 3~5 月。

【生境分布】生于溪谷林阴处，或栽培于庭园。全市各地均有分布。

【采收加工】全年可采，鲜用或晒干。

【性味功能】味甘、淡，性平。清肺止咳，活血止痛，利尿通淋。

【用量用法】9~15 克，水煎服；外用鲜品适量，捣烂敷患处。

【温馨提示】孕妇忌服。

【民间验方】

1.毒蛇咬伤：蜘蛛抱蛋叶适量，捣汁，酌加雄黄末调匀涂敷伤口周围。

2.毒蛇咬伤而呕吐或食诸药即吐：蜘蛛抱蛋根茎 60 克，水煎服，呕吐即止。

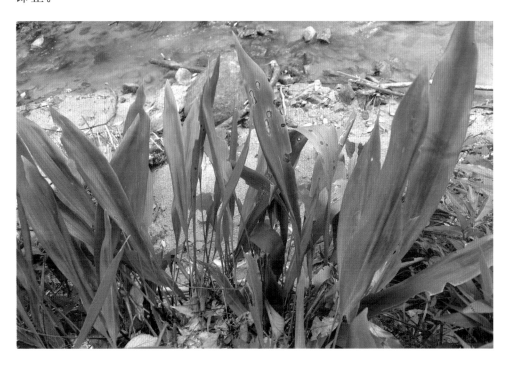

算盘子

来　源：为大戟科植物算盘子 *Glochidion puberum* (Linn.) Hutch. 的根、叶。

【别　　名】算盘子樵（清流），酒瓶子樵（清流、宁化），葡萄子樵、药托子、野南瓜、馒头果（宁化），山馒头、山毛豆（大田），山金瓜（大田、三元、永安），蝇翅、麻蜂潘车子（三元），馒头菜、馒头樵（明溪），山橘子（永安），葡萄子（泰宁）。

【形态特征】直立灌木，高1~3米。小枝灰褐色；小枝、叶片下面、萼片外面、子房和果实均密被短柔毛。叶互生，长圆形、长卵形或倒卵状长圆形，稀披针形，先端钝、急尖、短渐尖或圆，基部楔形至钝，全缘。花小，黄绿色，雌雄同株或异株，2~5朵簇生于叶腋。蒴果扁球状，成熟时带红色，顶端具有环状而稍伸长的宿存花柱。花期4~8月，果期7~11月。

【生境分布】生于山地及路旁灌丛，是酸性土壤的指示植物。全市各地均有分布。

【采收加工】根全年可采，叶夏、秋季采，鲜用或晒干。

【性味功能】根味苦，性凉；有小毒；清热利湿，祛瘀活血，消肿解毒。叶味微苦、涩，性凉；有小毒；清热利湿，解毒消肿。

【用量用法】根15~30克，叶6~15克，水煎服；外用适量，煎水熏洗患处。

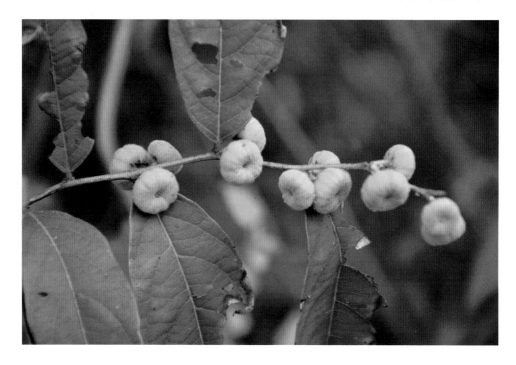

【温馨提示】孕妇忌服。

【民间验方】

1. 毒蛇咬伤：①算盘子根 90 克，一枝黄花根、朱砂根各 24 克，白茅根 15 克，水煎服；另取鲜算盘子叶适量，捣烂敷伤口周围。②鲜算盘子叶适量，嚼烂敷伤口周围。③算盘子根 60 克，千斤拔根 30 克，白毛鹿茸草 24 克，水煎服。

2. 青竹蛇咬伤：鲜算盘子根 30~60 克，酒、水各半煎服；另取鲜算盘子叶适量，捣烂敷伤口周围。

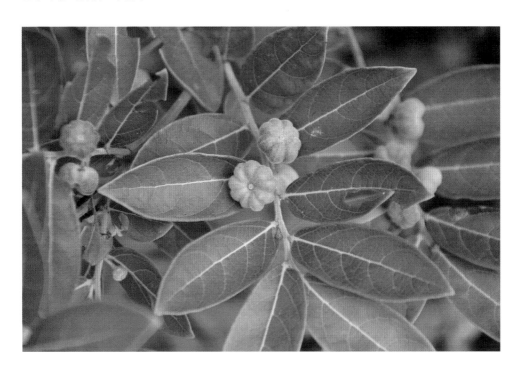

管花马兜铃

来　源：为马兜铃科植物管花马兜铃 *Aristolochia tubiflora* Dunn 的根或全草。

【别　　名】通城虎（通称），横根子（宁化），青木香（建宁），大叶青木香（泰宁），一条鞭（永安），山小薯（大田）。

【形态特征】多年生草质藤本。根圆柱形，细长，黄褐色，内面白色。茎无毛，嫩枝、叶柄折断后渗出微红色汁液。叶互生；叶片卵状心形或卵状三角形，先端钝而具凸尖，基部浅心形至深心形，两侧裂片下垂，全缘，上面深绿色，下面浅绿色或粉绿色，两面无毛或有时下面有短柔毛或粗糙，常密布小油点；基出脉 7 条。花单生或 2 朵聚生于叶腋。蒴果矩圆形，具 6 棱。花期 6~8 月，果期 9~11 月。

【生境分布】生于林缘阴湿处、路旁或林下灌丛中。全市各地均有分布。

【采收加工】夏、秋季采收，鲜用或晒干。

【性味功能】味辛、苦，性寒；有小毒。清热解毒，行气止痛，活血消肿。

【用量用法】3~6 克，水煎服；研末，每次 1.5~3 克，每日 2~3 次。外用适量，捣烂敷或研末调敷患处。

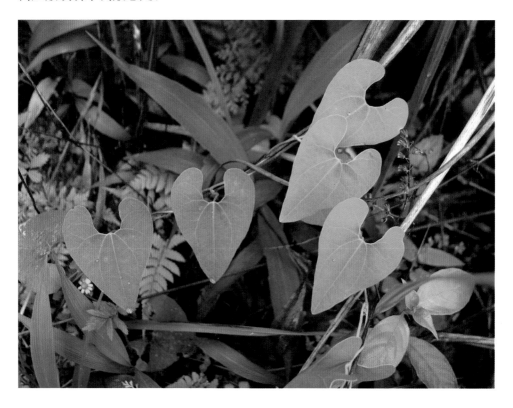

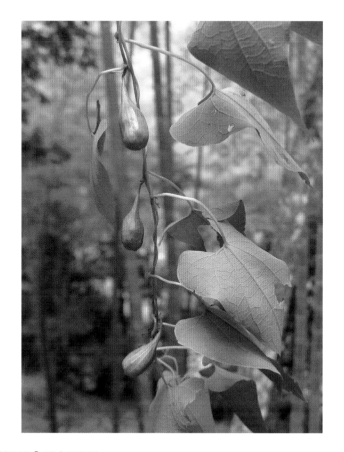

【温馨提示】孕妇忌服。

【民间验方】

毒蛇咬伤： ①管花马兜铃根研末，调醋敷伤口周围；另取粉末 0.9~1.5 克，开水送服。②鲜管花马兜铃根适量，捣烂敷患处。

滴水珠

来　源：为天南星科植物滴水珠 *Pinellia cordata* N. E. Brown 的块茎。

【别　　名】水半夏（泰宁）。

【形态特征】多年生草本。块茎球形、卵球形至长圆形，表面密生多数须根。叶1；叶柄常紫色或绿色具紫斑，几无鞘，下部及顶头各有珠芽1枚；幼株叶片心状长圆形；多年生植株叶片心形、心状三角形、心状长圆形或心状戟形，表面绿色、暗绿色，背面淡绿色或紫红色，先端长渐尖，有时成尾状，基部心形。佛焰苞绿色、淡黄带紫色或青紫色。浆果长圆状卵形。花期3~6月，果8~9月成熟。

【生境分布】生于山野岩隙、石壁阴湿处。全市各地均有分布。

【采收加工】全年可采，鲜用或晒干。

【性味功能】味辛，性温；有小毒。消肿解毒，散瘀止痛。

【用量用法】0.3~0.6克，研末装胶囊内吞服，或整粒用温开水送服，不可嚼碎；外用鲜品适量，捣烂敷患处。

【温馨提示】本品有毒，不可嚼服及过量服用，孕妇忌服。

【民间验方】

毒蛇咬伤：①鲜滴水珠块茎1克，捣碎，装胶囊内，用温开水送服；另取鲜天门冬根、野芋根各适量，捣烂敷伤口周围。②鲜滴水珠块茎2粒，用温开水送服；另取鲜块茎适量，捣烂敷伤口周围。

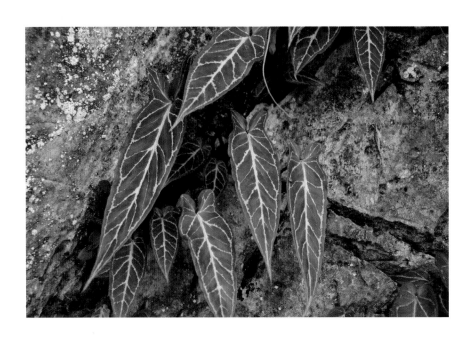

蕺　菜

【来　源】为三白草科植物蕺菜 *Houttuynia cordata* Thunb。的带根全草。

【别　名】鱼腥草（通称），吉朝（三元、沙县），吉莉朝（三元、永安），竹茶（三元、永安、尤溪），吉茶（三元、明溪、宁化），竹茶狗、狗贴草、贴草、鱼鳞草（永安），吉草、乞曹（明溪），吉菜、臭石（清流），臭积草（宁化、尤溪），竹茶根、跌竹根（大田），臭色、臭蕺（建宁），吉油、吉榴（泰宁），猪母耳（沙县）。

【形态特征】多年生草本，高达 1 米，具特殊腥臭味。茎下部伏地，节上轮生小根，上部直立，无毛或节上被毛，有时带紫红色。叶薄纸质，有腺点，背面尤甚；叶柄基部鞘状且抱茎；叶片卵形或阔卵形，基部心形，全缘，两面有时除叶脉被毛外余均无毛，背面常呈紫红色。穗状花序生于茎顶，与叶对生，基部有 4 片白色花瓣状苞片；无花被。蒴果卵圆形，顶端有宿存的花柱。花期 4~7 月，果期 6~9 月。

【生境分布】生于溪沟边、山坡湿地、林缘及潮湿的疏林下，或栽培。全市各地均有分布。

【采收加工】春至秋季采收，鲜用或晒干。

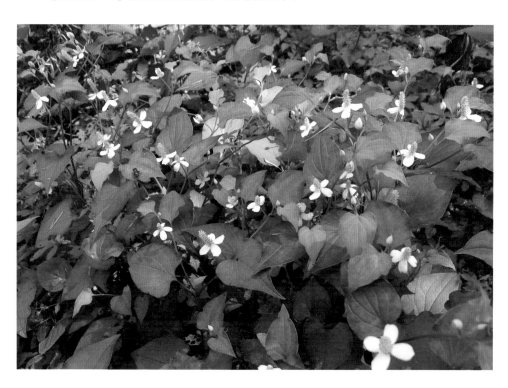

【性味功能】味辛，性微寒。清热解毒，消痈排脓，止咳化痰，利尿通淋。

【用量用法】15~30克，水煎服；外用适量，捣烂敷或煎水洗患处。

【温馨提示】《食疗本草》："久食之，发虚弱，损阳气，消精髓。"

【民间验方】

1. **毒蛇咬伤**：①鲜鱼腥草适量，捣烂取汁冲米酒服。②鱼腥草30克，水煎服；渣捣烂敷患处。③鲜鱼腥草60克，水煎服；另取鲜鱼腥草60克，蓖麻仁5粒，捣烂敷伤口周围，日换药3次。④鲜鱼腥草适量，播米泔水敷患处；另取鲜全草60克，捣烂绞汁服。⑤鲜鱼腥草30克，鲜半枝莲20克，捣汁服，渣敷伤口周围。⑥鲜鱼腥草500克，酒饼5只，酌加雄黄末、烧酒，捣烂敷伤口周围；另取鲜全草500克，捣汁，酌加烧酒调服。⑦鱼腥草、野菊花、马齿苋、蒲公英、大蓟根各60克，水煎服。

2. **蝮蛇、竹叶青、烙铁头蛇咬伤**：鱼腥草、野菊花、马齿苋、蒲公英、大蓟根各60克，水煎服。

3. **蛇伤处有水疱、血疱或已发生溃烂者**：鱼腥草60~120克，野菊花、明矾各30克，水煎，取部分药汁外洗患处；洗后，再取另一部分药汁用纱布浸湿，敷于患处，每日换药2~3次。

【参考资料】《实用蛇伤救治绝招》："为蛇伤饮食上等之菜。"

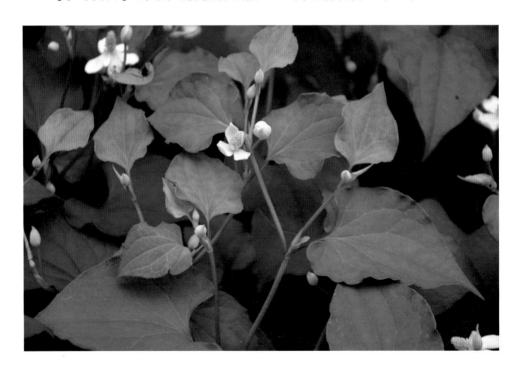

蘋

来　源：为蘋科植物蘋 *Marsilea quadrifolia* L. 的全草。

【别　　名】苹、萍、田字草、四叶苹（通称），水浮钱、小湖藤（宁化），水酸斋、四块鸭（永安），水葡骨酸（明溪），水天星（三元），过夜抓、破铜钱、隔萝艾（尤溪），马萍（大田），野苋草（泰宁）。

【形态特征】水生植物，植株高 5~20 厘米。根状茎细长，横走，分叉，茎节远离，向上生长 1 至数叶。叶柄基部被鳞片；叶片由 4 片小叶组成；小叶片倒三角形，浮于水面；叶脉扇形。孢子果长圆状肾形或卵圆形，通常 2~3 枚簇生于短梗上，短梗着生于叶柄基部或近基部的根状茎上。孢子囊多数，大、小同生在 1 个孢子果内壁的囊托上。9~11 月生孢子。

【生境分布】生于池沼、水田或浅水的沟塘中。全市各地均有分布。

【采收加工】春至秋季采收，鲜用或晒干。

【性味功能】味甘，性寒。清热解毒，利尿消肿，除烦安神。

【用量用法】15~30 克，水煎服；外用鲜品适量，捣烂敷患处。

【温馨提示】《本草省常》："服甘草者忌之。"

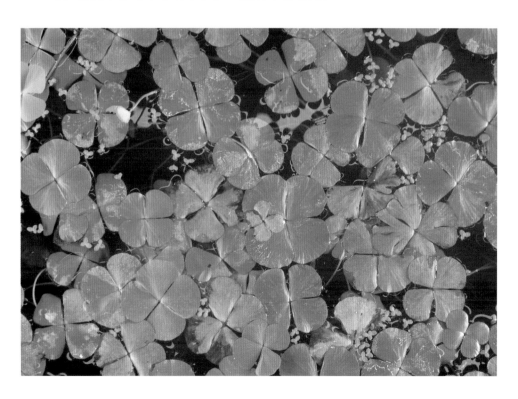

【民间验方】

1.毒蛇咬伤:①鲜蕹、鬼针草、半边莲各30克,捣汁,冷开水送服,渣敷伤口周围。②鲜蕹适量,酌加雄黄末,捣烂敷伤口周围。③鲜蕹60~120克,捣汁,冷开水冲服;另取鲜蕹适量,捣烂敷伤口周围。

2.蛇毒入腹:鲜蕹适量,捣烂绞汁服。

蕹 菜

来 源：为旋花科植物蕹菜 *Ipomoea aquatica* Forsk. 的全草。

【别　　名】空心菜、瓮菜（通称），梦菜（将乐）。

【形态特征】一年生蔓生草本。茎粗壮，圆柱形，有节，节上生根，节间中空。叶互生，叶形大小不一，通常为卵形、长卵形、长卵状披针形、披针形或长三角形，先端锐尖或渐尖，具小短尖头，基部心形、戟形或箭形，全缘或波状。聚伞花序腋生，有花 1 至数朵；花冠漏斗状，白色、淡红色或紫红色。蒴果卵球形至球形。花期 7~10 月，果期 9~11 月。

【生境分布】为常见蔬菜之一，全市各地均有栽培。

【采收加工】春至秋季采收，多鲜用。

【性味功能】味甘，性平。清热，凉血，解毒。

【用量用法】60~250 克，水煎服，或捣汁服；外用适量，捣烂敷或煎水洗患处。

【民间验方】

1.毒蛇咬伤： ①鲜空心菜适量，洗净，捣烂绞汁，每次服 200 毫升，日 2~3 次，渣敷患处。②鲜空心菜叶适量，捣烂绞汁，酌加蜂蜜调匀，米汤冲服；另取鲜空心菜根适量，捣烂敷患处。③鲜空心菜适量，捣汁调酒服，另取适量煎水代茶频饮。④鲜空心菜适量，雄黄末少许，捣烂敷患处。⑤鲜空心菜、鬼针草各等量，捣烂取汁 100 毫升，酌加蜂蜜调匀服，每日 3 次。

2.青竹蛇咬伤： 鲜空心菜叶适量，白酒少许，捣烂敷患处。

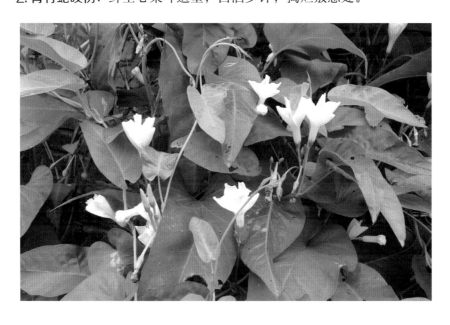

■ 爵 床

来　源：为爵床科植物爵床 *Rostellularia procumbens* (L.) Nees 的全草。

【别　　名】六角仙（三元、永安、尤溪、宁化、泰宁），六角草（三元），生葡子菜（明溪），九头狮（大田），虎尾小青（永安），小青（将乐、建宁），四角草、阿妈哥草、外婆草、大号过路蜈蚣（尤溪），狗尾草（沙县），辣椒子草（清流、宁化），风寒草（清流），野辣椒草、蒙心草、麦穗癀（宁化），野辣椒（建宁、泰宁）。

【形态特征】一年生草本，高 15~60 厘米。茎柔弱，方形，被灰白色细毛，节稍膨大，多倾斜分枝，着地处常生根。叶对生；叶片卵形、长椭圆形或阔披针形，先端钝或尖，基部楔形，全缘，两面均被短柔毛。穗状花序顶生或生于上部叶腋，圆柱状；花淡红色或淡蓝紫色。蒴果线形。花期 8~11 月，果期 10~11 月。

【生境分布】生于旷野草丛、路旁、水沟边或园边较阴湿处。全市各地均有分布。

【采收加工】夏、秋季采收，鲜用或晒干。

【性味功能】味苦、咸、辛，性寒。清热解毒，利湿消积，活血止痛。

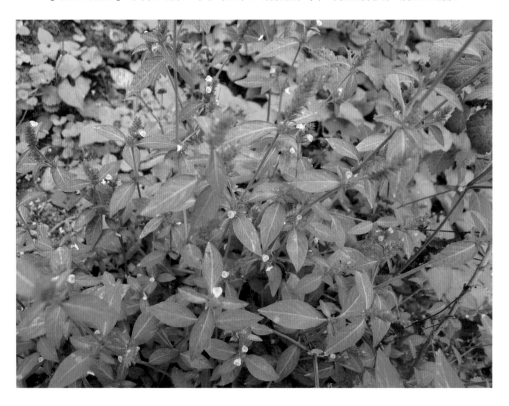

【用量用法】15~30 克，水煎服；外用适量，捣烂敷或煎水洗患处。

【温馨提示】《本草汇言》："阴寒清利之品，过服亦克脾气。"

【民间验方】

1. **毒蛇咬伤：**①鲜爵床 125~150 克，捣烂绞汁和酒加热内服，渣敷患处。②爵床、石胡荽、酢浆草、连钱草各适量，研末，米汤为丸。蛇伤时将药丸捻碎，敷伤口。③鲜爵床、半边莲各适量，擂米泔水敷患处；另取鲜爵床、半边莲各 60 克，捣烂绞汁服。④鲜爵床、一点红、地锦草各 30 克，叶下珠 15 克，空心菜 500~750 克，共捣汁，每次 1 小杯，加酒少许服，渣敷患处。

2. **青竹蛇咬伤：**①鲜爵床 1500 克，鲜半边莲 1000 克，捣烂敷患处，每日换药 3 次；另取鲜爵床、半边莲各 250 克，捣烂绞汁服。②鲜爵床 60 克，鲜地耳草 30 克，地瓜酒、水各半杯，炖服；另取鲜鬼针草适量，捣烂敷患处。

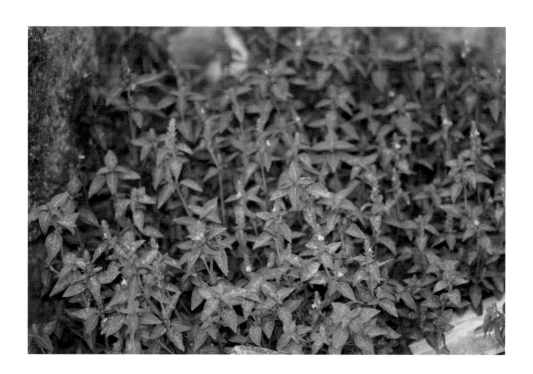

糯米团

来　源：为荨麻科植物糯米团 *Gonostegia hirta* (BL.) Miq. [*Memorialis hirta* (Bl.) wedd.] 的带根全草。

【别　　名】竹叶贯菜、糯米草（宁化），罗加（沙县、三元），贯菜（泰宁、宁化），前贯尾头（泰宁），康菜（永安），蚯蚓藤草、贯子菜（将乐），鸡公草、粥草（大田）。

【形态特征】多年生草本。茎匍匐或倾斜，绿色或稍带紫红色，有柔毛。叶对生；有短柄或无柄；叶片长卵形或卵状披针形，先端钝尖，基部浅心形、全缘，无毛或疏生短柔毛。花小，单性，雌雄同株，淡绿色，簇生于叶腋。瘦果三角状卵形。花期 8~9 月，果期 9~11 月。

【生境分布】生于溪谷林下、路旁阴湿处、溪沟边。全市各地均有分布。

【采收加工】全年可采，鲜用或晒干。

【性味功能】味微苦、甘，性凉。清热解毒，健脾消积，活血消肿。

【用量用法】15~60 克，水煎服；外用鲜品适量，捣烂敷患处。

【民间验方】

毒蛇咬伤：①鲜糯米团、黄毛耳草、叶下珠、长蒴母草各等量，擂米泔水敷患处。②糯米团根、杠板归各适量，水煎外洗；另取鲜糯米团根适量，捣烂敷伤口周围。③鲜糯米团叶、半边莲各 10 克，鲜马兰 15 克，捣烂，酌加白酒调匀，敷伤口周围。

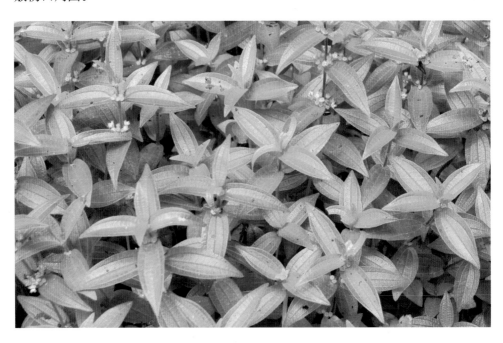